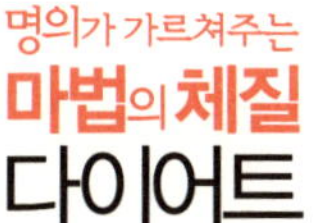
명의가 가르쳐주는
마법의 체질
다이어트

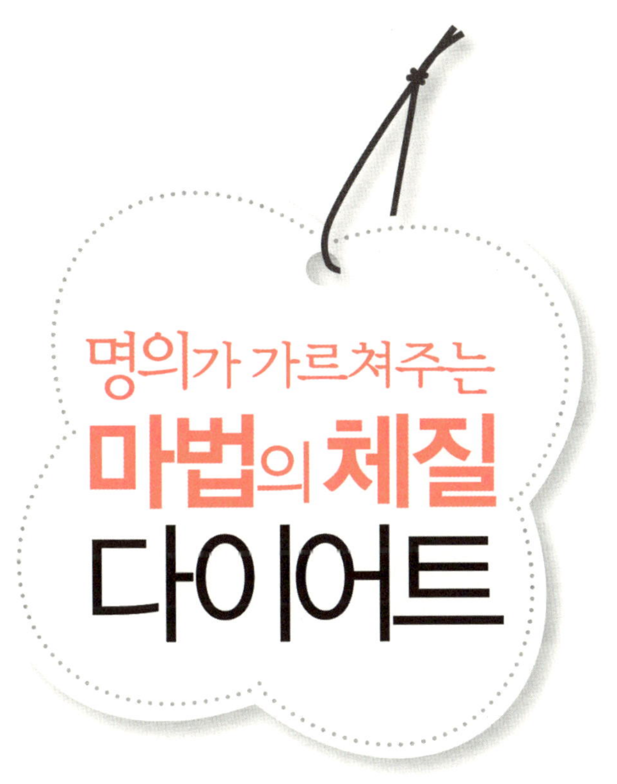

복부비만, 하체비만에 효과적인 다이어트!

김달래(김달래한의원 원장) 지음

중앙생활사

"이것저것 안 해본 게 없는데 나한테는 아무런 효과가 없었어요. 나는 나름대로 열심히 노력했지만 살이 전혀 안 빠지는 체질인가 봐요"라고 말하는 사람이 부지기수이다.

과연 그럴까? 조급함을 버리고 차근차근 자신을 체크해보자. 가장 먼저 살 빼기 위해서 무작정 굶지는 않았는지, 운동한다고 하면서 일주일에 겨우 한두 차례 30분 정도 걸으면서 할 만큼 했다고 스스로를 대견해하지는 않았는지, 또 채소나 과일만 먹으면서 몸을 차게 만들어놓고 아직도 그 사실을 모르고 있지는 않은지…….

한방에서는 비만도 일종의 냉증에서 오는 현상으로 보고 있다. 갑상선 기능이 저하되면 살이 찌는 것은 받아들이면서 냉증을 동반한다는 사실은 모르는 사람이 대부분이다. 몸의 기초대사량이 낮은 사람은 웬만큼 노력해서는 날씬해지지 않는다. 그만큼 우리의 몸은 효율성이 뛰어나고, 상황 변화에 적응이 빠르다. 그러므로 무작정 열심히 하기보다는 자신의 몸 상태를 정확히 파악한 다음 제대로 된 맞춤 처방이 필요하다. 특히 근육량이 적고 지방이 많은 여성들은 체온을 올리는 노력을 게을리하지 말아야 한다. 이런 사람은 늘 피로하고 무기력하며 숙면을 잘 취하지도 못한다. 그래서 악순환에 빠지게 마련이다.

우선 소화력이 약해져서 많이 먹지도 않는데 살이 찌는 것은 아닌지, 피곤하면 붓곤 하던 것이 살로 굳어지는 것은 아닌지 점검해보자. 한편 출산 후에 살이 빠지지 않거나 병원에 입원한 다음에 원래 몸매로 되돌아가지 않는 사람들도 많다.

이렇게 다양한 이유로 살이 찐 경우 근본적인 문제를 개선하여 건강과 날씬함을 동시에 되찾게 해주는 것이 바로 체질 다이어트이다. 체질 다이어트는 기존의 다른 다이어트처럼 초인적 극기를 요구하지 않는다. 필자는 여느 연예인들처럼 하루에 몇 시간씩 운동을 하거나 과일 몇 개로 허기를 채우는 방법에는 반대한다. 먹을 만큼 먹되 자기 체질에 맞는 음식을 먹고, 운동을 하되 무리가 되지 않을 만큼만 운동할 것을 주장한다.

그리고 이 책에서 주장하고 있는 내용을 충실하게 따라한 독자들이 "나도 한때는 살찐 적이 있었지" 하고 옛말을 할 수 있기를 바란다.

2013년 5월

잠실 연구실에서 김달래

c o n t e n t s

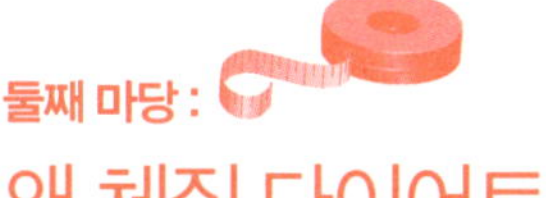

둘째 마당 :
왜 체질 다이어트를 해야 하나

chapter 1 다이어트는 꼭 해야 하나?

| 건강칼럼 |

chapter 2 살 빼는 데 왜 체질을 들먹일까?

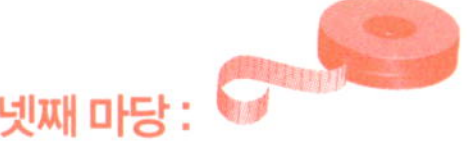

넷째 마당 :
다이어트를 시작하기 전에

chapter 1 나는 어느 정도 비만인가

chapter 2 불청객, 비만은 왜 찾아오나

chapter 3 우리가 다이어트에 대해 오해하고 있는 몇 가지

chapter 4 다이어트 십계명

| 건강칼럼 |

다섯째 마당 :
살을 빼고 나서

chapter 1 살 빼고 웃는 사람들

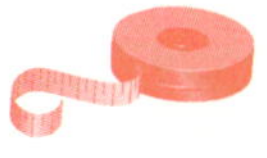

체질 다이어트의
실제

다이어트 방법부터 바꿔라

우리나라 여성들이 원하는 체격은 키 168cm에 몸무게 49kg 정도가 되는 것이다. 이런 몸매를 위해 일 년 내내 음식의 칼로리를 따지고, 시간이 날 때마다 체중계에 올라가서 자신의 몸무게를 확인한다. 한마디로 살과의 전쟁을 벌이고 있는 것이다. 이런 현상은 우리나라에서만 일어나는 것이 아니라 선진국에서는 보편적으로 나타나는 현상이다.

미국 걸스카우트연맹이 2010년 2월 1일자로 발표한 보도에 따르면, 13~17세 여자아이 1,000명을 대상으로 설문조사를 실시한 결과 응답자의 90%가 날씬해져야 한다는 심리적 압박을 받고 있다고 한다.

특히 35% 정도에 해당되는 학생들이 살을 빼기 위해 굶어본 적이 있다고 답했고, 50%가량은 주변의 또래들 가운데 먹은 것을 일부러 토해내는 친구들이 있다고 답했다. 이는 오늘날 미국의 10대 소녀들 가운데 상당수가 왜곡된 미의 기준을 갖고 있음을 단적으로 보여주는 사례이다.

다이어트는 음식을 줄이는 것만으로는 결코 성공하지 못한다. 지금까지 시도된 대부분의 다이어트 방법은 음식의 섭취 조절과 소모에 대해서만 생각했으나, 이제는 몸의 기초대사량을 올려서 소모량을 늘리는 것을 기본으로 삼아야 한다. 기초대사량을 올리기 위해서는 가장 먼저 근육을 키우고, 깊은 호흡을 하며, 몸의 온도를 올려야 한다. 음식 조절은 마지막 수단으로서 부수적인 것이 되어야 한다.

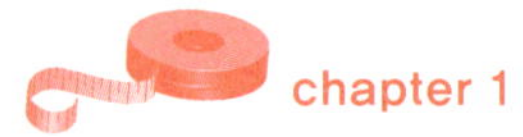

chapter 1

근육을 키워라

건강한 신체를 위한 필수 조건

살찌는 사람들의 특징은 몸을 적게 움직이는 대신 머리를 많이 쓴다는 데 있다. 그 결과 근육을 사용할 필요가 없기 때문에 점차 근육 비율이 떨어진다. 원래 여성은 남성보다 근육의 비율이 낮다. 남성은 전체 몸무게 중에서 근육의 비율이 약 40~50%인 데 비해 여성은 30~40%에 지나지 않는다. 이렇게 근육이 적기 때문에 남성만큼 먹으면 살이 찔 수밖에 없다. 우리 몸에서 열을 가장 많이 발생하는 기관은 근육으로 25% 정도이고, 간이 20%, 뇌는 18%이며, 심장은 11%에 지나지 않는다. 따라서 근육이 적은 사람은 열로 소모되는 에너지원이 적기 때문에 살이 잘 찔 수밖에 없다.

근육 이외의 뇌나 간이 열량을 많이 소모하면 병에 걸렸다는 걸 의미하지만, 근육이 열량을 많이 소모하면 건강하다는 표시이므로 근육량은 날씬한 몸매를 위해서나 건강한 신체를 위해서 절대적으로 필요하다.

또 근육량이 많으면 운동을 하지 않아도 자연스레 열이 발생한다. 근육은 휴식 중에도 약간의 긴장 상태를 유지하는데, 이때 에너지가 소모되면서 열이 발생하고, 근육을 통과하는 혈관 속의 혈액을 통해 온몸으로 열이 전달된다. 따라서 근육량이 많으면 많을수록 우리 몸은 따뜻한 몸을 유지하기 위해서 더 많은 열량을 소모하게 된다.

건강한 다이어트를 위해서는 첫째도 둘째도 그리고 셋째도 근육량을 늘려야 한다. 근육량을 줄이는 다이어트는 절대로 성공할 수 없다. 따라서 그냥 굶어서 살을 뺐다고 자랑하는 다이어트는 성공한 다이어트라 할 수 없고, 결국 몸과 마음을 망가뜨리는 다이어트에 지나지 않는다.

가슴이 두근거릴 정도로 운동해라

좀 더 단순하게 말하자면 살이 찌는 이유는 소비하는 에너지보다 섭취하는 에너지가 많기 때문이다. 소비되지 못한 에너지가 모두 지방으로 바뀌어 차곡차곡 쌓이기 때문이다.

우리 몸의 생명 유지와 활동에 사용되는 기본적인 에너지 단위를 ATP라고 한다. 이것은 소화된 음식물이 영양소로 분해되어 전환된 것으로,

흔히 ATP를 만드는 작용을 두고 신진대사라고 표현한다.

일차적으로 포도당이 분해되어 ATP가 되는데, 이때 소비되는 에너지가 많아지고 포도당이 부족해지면 쌓여 있던 지방질까지 동원된다. 그러므로 ATP를 많이 사용하면 지방이 분해되는 셈이다.

반대로 지방을 분해하려면, 포도당이 부족할 때 ATP를 많이 쓰면 된다. 이 ATP를 사용한다는 것은 곧 사람들이 움직인다는 뜻이다. 그러므로 효과적으로 살을 빼려면 핏속의 혈당이 가장 낮을 때 운동을 해서 몸의 지방질이 바로 ATP로 전환되도록 해야 한다. 혈당치가 낮을 때는 배가 고플 때, 즉 식사 전이다.

가장 효율적인 운동 강도는 평상시 맥박보다 50%가 더 뛰는 수준이다. 걷기 운동을 한다면 가슴이 두근거릴 정도가 좋다. 서른 전후의 나이를 기준으로 한다면 분당 맥박수가 130~140회 정도의 강도로 운동하는 것이 알맞다.

운동을 할 때 최초로 사용되는 것은 당질이다. 지방은 10분이 지나고부터 연소되기 시작하고, 본격적인 분해는 20분이 지나고부터 이루어진다. 100m 달리기처럼 잠깐 동안 하는 강도 높은 운동이 오랜 시간에 걸쳐 하는 약한 운동보다 효과가 없는 것도 이 때문이다. 이틀에 한 번꼴로 준비 운동에서 마무리 운동까지 한 시간에 걸쳐 꾸준히 운동하는 것이 훨씬 효과적이다.

운동의 효율과 관련해서 중요한 또 하나의 요소는 체온이다. 지방은 체온이 올라간 상태에서 빠져나오게 되어 있다. 운동 전에 미리 체온을 올려놓는다면 본격적인 분해가 이루어질 때까지 걸리는 10분의 낭비를 줄일 수 있다. 그래서 실내 온도가 약간 높은 곳에서 운동하면 훨씬 효과적이고, 따뜻한 물로 목욕을 하고 난 다음에 운동하는 것도 좋다. 또 전신운동으로 온몸을 덥게 하는 것도 좋은 방법이다.

병이 있는 사람들은 운동을 할 때도 주의해야 한다. 일반인은 공복인 상태에서 운동을 해야 효과를 보지만 당뇨병 환자라면 얘기가 달라진다.

당뇨병 환자가 공복인 상태에서 운동을 하면 핏속 혈당치가 더욱 떨어지기 때문에 저혈당 증세를 불러일으켜 위험할 수 있다. 따라서 식사를 하고 웬만큼 소화가 되어 새로운 영양이 공급되었을 때인 식후 30분 정도에 시작하여 운동이 끝나고 나서도 혈당이 떨어지지 않도록 주의해야 한다.

일주일에 0.5kg, 한 달에 2kg의 체중을 줄이려면 하루에 500kcal의 열량을 소모해야 한다. 한 시간 동안 볼링을 하는 데 소모되는 열량이 250kcal이므로 500kcal를 줄이려면 매일 두 시간씩 볼링을 해야 한다는 계산이 나온다. 그러나 실제로는 식이요법을 병행해야 살을 뺄 수 있다.

우리가 운동을 해서 시간당 소모시킬 수 있는 열량은 활동의 종류에 따라 저마다 다르게 나타난다.

활동의 종류	1시간 활동으로 소모되는 열량(단위: kcal)
앉아 있기	90
서 있기	100
운전	140
산책	180
볼링	250
수영	300
골프	300
빠른 걸음으로 걷기	350
춤추기	350
조깅	500
테니스	500
자전거 타기	650

| 건강칼럼 |

운동을 하는 동안 우리 몸은 어떻게 변하는가?

첫째, 기초대사량이 높아진다. 가만히 누워 있거나 잠을 자도 우리 몸의 기관들은 움직이고 열량을 소모시킨다. 이것이 기초대사량이다. 살찐 사람은 기초대사량성이 낮아진 상태이므로 운동을 해서 기초대사량을 높일 수 있다.

둘째, 지방 합성 작용이 떨어진다. 운동을 하면 에너지 소모가 활발해져서 포도당이 바로 에너지로 바뀌므로 지방으로 축적될 여지를 없애준다.

셋째, 지방 분해 호르몬이 활발하게 분비된다. 운동은 식욕을 돋우고 지방 합성을 촉진하는 기능을 가진 인슐린의 분비를 억제시킨다. 또한 지방 분해 효소인 카테콜아민의 분비가 왕성해지기 때문에 자연스레 지방이 줄어들게 된다.

태음인은 가까이하고 소음인은 멀리해야 할 물!

적절한 운동은 체질에 관계없이 해가 되지 않는다. 그러나 자기 체질에 맞게 운동을 한다면 더욱 효과가 좋다. 특히 다이어트를 위한 운동은 더더욱 체질에 맞추어야 한다. 어떤 사람은 운동을 하고 오히려 살이 찌는 사례도 있다.

23세의 오정숙(가명) 씨는 성격이 차분하고 동그란 얼굴에 귀염성 있는 여성이다. 그녀는 통통한 인상을 주는 얼굴 때문에 실제로는 살이 찌지도 않았는데 늘 살을 빼야 한다고 생각하고 있었다. 마짐 진구늘이 수영으로 살을 뺀다고 해서 덩달아 수영장을 다녔다.

몇 달 후 다른 친구들은 살이 빠졌는데 오정숙 씨는 오히려 몸이 불어 옷 입기가 겁날 정도였다. 석 달 사이에 5kg이나 늘어난 것이다. 원래 많이 먹는 타입이 아니었는데 수영을 하고부터 식욕이 좋아졌다고 한다.

오정숙 씨는 소음인이다. 몸이 차고 식욕이 없으며 아침에 잘 일어나지 못하는 사람이 이 체질에 해당된다. 소음인의 경우 건강을 위해서 운동을 하는 거라면 수영이 좋지만 살을 빼기 위한 목적이라면 적합하지 않다. 또 몸이 차고 기력이 약한 타입의 소음인에게 수영은 건강상으로도 좋지 않다. 수영을 하면 몸 상태가 무거워지고 피로가 더해질 수 있기 때문이다.

그러나 몸에 열이 많은 태음인이나 소양인에겐 수영이 안성맞춤이다. 이 체질의 살찐 사람에게는 수영만큼 좋은 운동이 없다. 단순한 에너지 소비량도 많을뿐더러 호흡기기와 심장의 기능도 좋게 해준다.

육상에서 하는 운동이 체중이 많이 나가는 사람들에게 무릎과 허리, 발목 등의 관절에 무리를 주는 데 반해 수영은 물의 부력으로 관절에 가해지는 부담을 막아주기 때문에 안전한 측면이 있다. 수영은 일주일에 서너 차례, 한 번에 한 시간 정도 하는 것이 좋다. 평소 운동량이 적은 사람은 매일 해도 괜찮다.

| 건강칼럼 |

아테네 올림픽 경기장의 조각

그리스는 고대 올림픽의 발상지로, 당시 모습으로 복원된 아테네 올림픽 경기장에 가면 특이한 조각상이 하나 있다. 사각 기중 모양의 대리석 양쪽에 젊은 남자와 나이 든 할아버지의 조각이 사이좋게 서 있다. 그런데 젊은 남자 조각상의 심벌은 축 처져 있는 데 반해 할아버지 조각상은 힘차게 발기되어 하늘을 찌를 듯한 형상이다. 할아버지의 심벌은 얼마나 많은 사람들이 만졌는지 일부가 떨어져나갔고, 색깔도 거무튀튀해졌으며 반질반질할 정도이다.

이 조각상이 전달하려는 메시지는 제아무리 청년이라 할지라도 운동을 하지 않으면 그것이 맥없이 늘어진다는 것을 상징적으로 보여주는 것이다.

체질에 관계없이 좋은 에어로빅

에어로빅은 전신운동이고 자신의 몸무게를 이용하여 체력을 보강하는 운동이기 때문에 체질에 관계없이 할 수 있는 운동 가운데 하나이다.

에어로빅이란 말 자체가 '유산소운동'이란 뜻이다. 에어로빅은 근육의 힘을 강화시키고 체중을 조절하며 심폐기능을 강화시킨다. 특히 엉덩이와 허벅지, 아랫배, 넓적다리의 처진 살을 탄력 있고 윤기 있게 하면서 군살을 제거해주기 때문에 여성들이 주로 선호한다.

일주일에 서너 차례, 한 번에 한 시간이 바람직하다. 한 시간 이상 한다고 해서 더 큰 효과가 있는 것은 아니며, 운동 강도를 너무 세게 해도 곤란하다. 격렬한 움직임은 관절과 신경계통에 손상을 줄 수 있기 때문이다.

가볍게만 한다면 매일 해도 괜찮다. 그렇다고 너무 약하게 하는 것은 운동 효과가 없으므로 자기 체질에 맞게 적당히 하는 것이 무엇보다 중요하다.

아쿠아에어로빅은 물속에서 몸을 움직여야 하기 때문에 에너지 소모량이 많고 근육이나 관절에 무리를 주지 않으므로 다이어트에 그만이다. 이것 역시 수영과 마찬가지로 체질적으로 몸에 열이 많은 태음인이나 소양인에게 적합하다.

시간을 늘려나가면 좋은 조깅

조깅 역시 체질에 관계없이 꾸준히 하면 좋은 운동이다. 이틀에 한 번꼴이나 또는 가볍게 뛰는 경우라면 매일 30분에서 한 시간 정도로 해도 좋다. 이때도 가장 중요한 것은 자신의 몸 상태에 맞추어 무리 없이 꾸준히 하는 것이다.

처음 시작하는 사람은 3개월 정도는 가볍게 하다가 차츰 강도를 높여가는 것이 좋다. 3~4분은 걷고 2~3분은 달리는 식으로 반복하다가 달리는 거리를 늘려나가면 된다. 달릴 때의 자세는 목과 어깨의 긴장을 풀고 바른 자세로 가능한 한 무릎을 높이 치켜드는 것이 좋다.

걷기도 잘하면 좋은 운동이 된다

걷는 것이 조깅과 다른 점은 발목과 무릎에 오는 충격이 적고 머릿속으로는 얼마든지 생각을 유지할 수 있다는 점이다.

모든 외판원이나 영업사원이 날씬한 것은 아닌 것처럼 무조건 많이 걷는다고 살이 빠지는 것은 아니다. 걷는 것이 일인 사람들에게는 걷는 것 자체가 노동인 셈이다. 최소의 에너지로 최대의 효과를 거두려는 것이 노동의 속성이므로 최대의 에너지 소모를 목표로 하는 운동과는 근본적인 차이가 있다.

허리를 꼿꼿이 하고 배를 내밀지 않은 자세에서 반듯하게 걸어야 운동이 된다. 발뒤꿈치가 먼저 땅에 닿고 그다음에 다른 발 앞꿈치 쪽으로 몸의 무게중심을 옮긴다. 발바닥 전체로 내딛으면 피로가 빨리 오고 발에 통증을 느끼게 된다.

신발은 가볍고 발이 편안하며 조금 넉넉한 것을 고른다. 신발 바닥이 얇으면 발목이나 무릎으로 가는 충격을 흡수하지 못하므로 적어도 2cm 정도는 되어야 된다. 그리고 걷기도 운동에 해당되므로 반드시 준비운동으로 맨손체조를 하고 난 뒤에 운동을 해야 다치거나 하는 불상사를 막을 수 있다.

태음인은 땅에 붙이고 하는 운동이 좋다

태음인이 땀을 잘 흘린다는 것은 몸이 건강하다는 징표이다. 그래서 이들은 땀을 많이 흘리는 운동이 몸에 잘 맞고 기분도 상쾌하게 만들어준다. 격렬하게 몸을 움직여 땀을 흘리도록 하는 것이 좋다. 그러나 심폐기능이 떨어져 있는 상태에서는 위험하므로 사전에 자신의 몸 상태를 아는 것이 중요하다.

겁이 많고 가슴이 두근거리는 특징이 있는 태음인은 공중에 매달려서 하는 운동은 무서워서 하지 못한다. 땅에 발을 붙이고 하는 달리기, 산책, 계단 오르내리기, 등산, 자전거 타기가 알맞다. 다만 체중이 너무 많이 나가는 사람은 무릎이나 허리, 관절에 무리가 갈 수 있으므로 조심해야 한다. 특히 줄넘기는 고도 비만인 사람이라면 절대 무리하게 해서는 안 될 운동 가운데 하나이다. 너무 무리를 해서 무릎관절에 손상을 입는 환자들이 의외로 많이 있다.

과격한 운동은 피해야 하는 소음인

달리기를 하는 데 적합한 신체 구조를 가진 이들이 소음인이다. 다리가 튼튼하고 상체가 약한 체형이기 때문이다. 반면 소음인은 땀을 많이 흘리면 쉽게 피로해지고 신체 기능이 떨어지므로 과격한 운동은 좋지 않으며, 근력 운동을 해도 근육이 잘 만들어지지 않으므로 단기간의 성과에 매달리지 말아야 한다.

또 소음인 체질은 식사량이 적고, 근력이 워낙 약하기 때문에 처음부터 자신의 체력을 정확하게 알고 무리하지 않는 것이 무엇보다 중요하다. 산책이나 볼링, 골프, 자전거 타기, 맨손체조 등이 알맞다.

태양인은 바닷가 산책이 효과적이다

그림 같은 바닷가에서 산책을 하는 것이 태양인에게 딱 알맞다. 수영이나 요트를 타는 것도 괜찮고, 다른 사람과 신체 접촉을 하지 않으면서 자신의 심리 상태를 조절하는 골프도 좋은 운동이 된다.

간 기능이 저하되고 폐 기능이 항진된 태양인은 산에 오르면 오히려 갑갑하다고 느끼기 일쑤이다. 등산은 태음인의 몫이고, 바다 자체만 봐도 좋다고 하는 이들이 태양인이다. 바다가 멀리 있으면 강가나 개울가를 걸어도 좋고, 아예 강을 바라볼 수 있는 곳에 집을 얻는 것도 좋다. 바닷가의 파도 소리나 개울가의 물 흐르는 소리는 저수파에 속하는데, 성격이 급해지기 쉬운 태양인의 심리 상태를 평온하게 만들어주고, 에너지를 강화시켜주므로 아주 좋다.

등산이나 달리기가 좋은 소양인

소양인은 허리나 무릎 같은 근골격 계통이 약하므로 급격하고 과격한 운동을 하다가는 관절이나 근육을 다치기 십상이다. 이들은 순발력이 뛰어나고 동작이 민첩하고 강인하지만 지구력은 떨어지는 편이다.

오래 걸어야 하는 쇼핑광 중에는 소음인이 많은 반면, 소양인은 조금만 걸어도 금세 지치고 한 곳에 오래 서 있는 작업은 절대 하지 못한다. 따라서 다리와 허리를 튼튼히 해주고 지구력을 기를 수 있는 등산이나 달리기, 수영, 자전거 타기, 윈드서핑, 승마 같은 운동을 한다면 한결 몸이 좋아지는 걸 느낄 것이다.

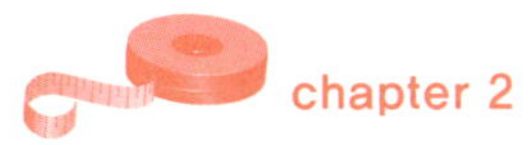

chapter 2

노래를 불러라

노래를 부르면 기초대사량이 늘어난다

기초대사량을 끌어올릴 수 있는 가장 간편하고 효과적인 방법은 깊은 호흡을 하는 것이다. 일반적으로 건강한 사람은 1분에 17~18회 정도 호흡을 한다. 하지만 60초 동안 17회 정도 호흡을 하기 때문에 깊은 호흡은 하지 못한다.

특히 주된 업무의 대부분이 의자에 앉아서 대화를 나누어야 하는 사람은 절대로 깊은 호흡을 하지 못한다. 그렇기 때문에 일과가 끝나면 쉽게 피로를 느끼고, 기초대사량이 점점 떨어지게 된다.

하지만 노래를 부를 때는 쉼표에서 쉬어야 하고, 음의 길이에 따라 숨을 내쉬어야 한다. 그래서 대부분의 노래는 1분에 12~13번 정도 숨을 쉬도록 되어 있다. 또 누구나 말을 할 때는 어릴 때 나고 자란 고향의 어조를 갖게 마련이지만, 노래를 부를 때는 정해진 높낮이나 쉼표에 맞춰 불러야 하기 때문에 각자의 지방색이 담긴 사투리를 표현할 수가 없다. 이런 특징으로 인해 노래를 자주 부르면 호흡이 깊어지고 많은 양의 산소를 소모하게 되며, 결과적으로 기초대사량이 늘어나게 된다.

매일 점심 식사 후에는 혼자서 천천히 산책하면서 콧노래를 불러보자. 노래에 자신이 있다면 큰 소리로 노래를 부르는 것이 더 효과적이다. 음치에 가깝다고 해도 주눅들 필요는 없다. 혼자서 조용하게 허밍으로 노래를 부르면 된다.

살찐 사람과 마른 사람의 특징은 호흡만 관찰해도 알 수가 있다. 바로 얼마나 많은 양의 산소를 사용하는가에 따라 살은 찌기도 하고 빠지기도 한다. 또 노래를 부르면 우리 몸의 림프순환이 활발해지기 때문에 부기도 빠지고 정신적으로도 행복감을 느끼게 된다.

일요일에 교회나 절에 다녀오면 기분이 좋아지는 이유는 영혼적인 만족감도 있지만 찬송가나 염불을 하면서 깊은 호흡을 했기 때문에 부수적으로 기초대사량이 늘어나고 림프순환이 좋아진 것일 수도 있다. 또 회식이 끝난 다음 노래방에서 악을 쓰고 나면 다음 날 동료들이 믿음직스럽고 가까워진 듯한 느낌을 갖게 되는 것도 모두 깊은 호흡을 통해 에너지를 얻었기 때문이다.

깊은 호흡이 중요하다

깊은 호흡은 건강 유지와 질병 치유에도 도움을 준다. 숨 쉬는 방식은 신경계의 상태를 반영하는 것일 뿐만 아니라 온몸의 장기에도 많은 영향을 주게 된다. 호흡의 리듬과 깊이에 의식적으로 변화를 주면 심장박동, 혈압, 혈액순환, 소화에도 영향을 미치게 된다. 이를 통해 치유 체계를 정상으로 만들 수도 있다. 하루에 몇 분 동안만이라도 매일 규칙적으로 깊은 호흡을 하도록 연습하면 그 효과를 서서히 깨닫게 될 것이다.

호흡은 자율신경의 지배하에 있는 장기에 대해 의식적으로 움직임을 조절할 수 있는 유일한 방법이다. 호흡을 멈추거나 심호흡을 하는 등의 의식적인 조절도 가능하다. 복식호흡을 통해 기도의 수축을 꾀하면 교감신경 우위의 자율신경을 부교감신경 우위로 바꾸면서 면역력을 증강시킬 수도 있다.

호흡을 할 때는 브래지어가 너무 죄거나 끼면 폐를 압박해서 호흡이 20~30% 정도 감소할 수 있으므로 편안한 복장을 입는 것이 좋다. 깊은 호흡을 하면 우리 몸은 부교감신경을 자극해서 그 지배하에 있는 면역 시스템이 활성화된다.

또 깊은 호흡은 림프순환을 촉진시킨다. 혈관의 혈액은 심장에서 지속적으로 새로운 혈액을 방출해내기 때문에 쉴 새 없이 온몸을 돌게 해준다. 하지만 림프계에는 심장과 같은 펌프 역할을 하는 기관이 없다. 대신 근육의 신축이나 호흡작용을 통해 흐름의 동력을 얻는다. 장시간 같은 자세로 있으면 손발이 붓는데, 이것은 근육의 신축이 약해져서 림프가 제대로 흐르지 못하기 때문이다.

깊은 호흡을 할 때 가슴은 규칙적인 압력 변화를 일으키는데, 이런 압력변화를 통해 림프액은 순환할 수 있는 에너지를 얻게 된다. 따라서 림프의 순환을 좋게 하기 위해서는 적절한 운동과 깊은 호흡을 해야 한다.

만약 우리 몸에서 림프액의 순환이 적절하게 이루어지지 않으면 머리와 목 부분의 흐름이 나빠진다. 이렇게 정체된 조직액은 특정 부위에 모이게 되고, 세균이 서식하기에 좋은 조건을 만들어낸다. 조직액의 정체라는 근본적인 문제를 해결하지 않는 한 병은 재발하게 마련이다.

숨을 내쉬었다 들이마셨다 하는 공기의 양이 많을수록 중추신경계에 더 많은 영양을 공급할 수가 있다. 사람이 살기 위해서는 끊임없이 깊은 숨을 들이마시고 내쉬어야 한다. 이런 과정을 통해 신체가 지니고 있는 잠재적인 치유력으로 건강한 몸을 유지할 수 있다.

횡격막 호흡법

깊은 호흡을 하게 되면 자연스럽게 횡격막을 사용하게 되는데, 대부분의 사람들은 호흡을 하면서 횡격막의 존재를 잊은 채 얕은 숨을 쉬기 일쑤이다. 횡격막 기능이 무시된 얕은 호흡은 우리 몸에 들이마시고 내쉬는 숨의 질을 떨어뜨리고, 가슴과 뱃속에 있는 각종 장기의 기능을 약화시킨다. 횡격막은 기운의 흐름과 축적에 관여하는데, 이 횡격막의 움직임을 관찰해보면 숨을 얼마나 깊이 들이마시고 내쉬는지 판단할 수가 있다.

횡격막은 가슴 아래쪽에 위치해 있고, 흉강(가슴)과 복강(배)을 나누는 돔 형태의 가로막 근육이며, 깊은 숨을 쉬는 데 없어서는 안 될 중요한 기능을 한다.

필자가 만나본 비만 환자들은 거의 대부분이 횡격막을 사용하지 않고 갈비뼈 사이에 위치한 작은 근육만 사용해서 얕은 호흡을 하고 있었다. 이러한 얕은 호흡은 폐의 기능을 떨어뜨려 활발한 순환기능을 하지 못할 뿐만 아니라 횡격막의 기능도 약하게 만든다.

이와 같이 횡격막의 상하운동은 호흡에 관여하는 것 말고도 내장기관을 마사지함으로써 배가 아플 때 엄마가 부드러운 손길로 살살 배를 만지면 통증이 사라지는 것처럼 약손의 역할을 수행하기도 한다. 우리 몸의 내부 장기들은 자신의 의지대로 움직일 수 없는 불수의근으로 이루어져 있기 때문에 스스로 활동을 조절할 수 없지만, 횡격막 근육을 통해 어느 정도 영향을 미칠 수가 있다. 왜냐하면 호흡 조절 기능을 담당하는 횡격막은 자신의 의지대로 얼마든지 위아래로 움직이면서 호흡을 조절할 수 있기 때문이다.

자신의 의지를 통해 횡격막 근육을 위로 불룩하게 이완시키고 아래로 평평하게 수축시키면 흉강 내에 음압이 생기고, 이 음압을 통해 흉강과 복강 속의 오장육부를 자극시킬 수 있게 된다. 또한 횡격막이 이완되면 반대로 복부근육이 수축되고, 횡격막이 수축되면 복부근육은 이완된다. 이처럼 횡격막과 복부근육의 공동 작업으로 최대한 수축과 이완을 반복하는 횡격막 파워마사지는 오장육부의 기혈순환을 좋게 하여 무병장수하는 건강한 몸을 만들 수 있다.

횡격막 파워마사지 따라 하기

첫째, 복부근육을 등 뒤쪽으로 강하게 밀면서 동시에 횡격막을 불룩하게 이완시킨다. 이때 호흡은 자연스럽게 날숨을 길게 내쉬도록 한다.

둘째, 복부근육을 앞으로 불룩하게 내밀며 동시에 횡격막을 아래로 수축시킨다. 호흡의 들숨은 의식하지 않고 횡격막의 움직임에 맡겨둔다.

셋째, 위의 첫째 동작과 둘째 동작을 연결하여 복부 전체가 마치 물레방아가 힘차게 돌아가듯이 원을 그리며 하다가 방향을 바꿔가며 반복한다.

넷째, 운동 횟수는 시간이 날 때마다 수시로 하되, 하루에 10분 이상 한다. 이렇게 3개월 이상 횡격막 호흡을 한다면 상당한 체중 감량 효과를 얻을 수 있다.

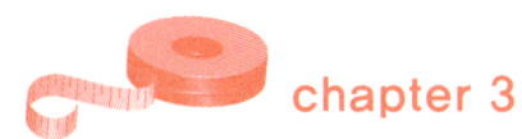

chapter 3

뜸을 떠라

냉증에 시달리는 한국 여성

선진국으로 불리는 OECD 국가 가운데 우리나라 사람들은 가장 마른 체격을 가지고 있지만, 대부분의 여성들이 다이어트에 열을 올리고 있다. 그 가운데서도 열량이 낮은 음식을 적게 먹어서 몸매를 유지하는 사람이 대다수를 차지하고 있기 때문에 점점 체온이 낮아지고, 이로 인해서 여러 가지 냉증에 시달리고 있다.

실제로 우리나라 여성들의 체온은 상당히 낮은 편이다. 고등학생 때는 공부하느라 운동을 거의 못하고, 대학에 들어가면 날씬한 몸매를 유지하느라 과일과 채소로 거의 연명 수준의 생활을 하기 때문이다. 그뿐만이 아니다. 여름이라도 다가오면 비키니 수영복을 입고 물놀이를 가기 위해 한 달 가까이를 기아에 시달리는 아프리카 최빈국 사람들처럼 적게 먹기 일쑤이다.

과일과 채소는 열량이 낮은 대신에 대부분 그 성질이 차다. 그래서 날씬한 여성들은 대체로 소극적이고 짜증이 많다. 그냥 보기에는 날씬해서 좋아 보이지만 막상 결혼해서 살아보면 날씬한 사람들은 자기중심적이고 비판적이며 모든 잘잘못을 상대방에게 떠넘기려는 특성이 있다. 몸이 차고 무기력하기 때문에 일을 적극적으로 하지도 않을뿐더러 일을 하더라도 이를 끝까지 마무리할 에너지가 부족하다.

체온이 0.5℃ 내려가면 체내에 존재하는 각종 효소의 활동력이 떨어져서 면역력이 35%나 떨어지게 된다. 장의 온도가 1℃ 떨어져서 36℃ 이하가 되면 우리 몸에 좋지 않은 세균이 점점 번식하면서 소화기능이 약해지고 몸의 면역력도 떨어지게 된다. 그래서 평균 체온이 낮은 사람은 면역력도 낮은 편이다.

냉증인 사람은 유전자의 오작동이 많고, 암에 걸리기 쉽다는 보고가 있다. 암세포는 체온이 35℃일 때 가장 활발하고, 39.3℃가 되면 저절로 소멸된다. 그래서 온열치료기로 암을 치료하려는 시도가 서양에서 이루어졌고, 우리나라에서도 몇몇 큰 병원들은 온열치료기로 고형암을 치료하기도 한다. 그만큼 따뜻한 몸을 유지하는 것은 건강을 유지하는 데 매우 중요하다.

체온을 올려라

|

비만이 문제가 된 적은 현재를 제외하곤 역사상 한 번도 없었다. 오늘날 지구의 나이는 45~46억 년으로 추정된다. 그리고 인간이 이 지구상에 나타난 것은 신생대 제4기이며, 지금으로부터 약 100만 년 전으로 여겨지고 있다.

인류가 지구에 출현한 지 이미 백만 년 이상이 지났지만 우리 조상들은 늘 배고픔에 시달려왔고, 우리 인류의 유전자 속에는 배고픔에 대한 공포가 항시 내재되어 있다. 그렇기 때문에 배고픔에서 초연해질 수 있는 인간은 거의 없다. 먹을 것이 너무도 많은 현세내에세 비만은 우리 인류가 겪어보지 못했던 문제이며, 오늘을 살아가는 인류가 해결해야 하는 사건이 되었다.

그럼에도 불구하고 비만 인구는 점점 늘어나고 있으며, 많은 문제를 일으키고 있다. 비만 해결은 매우 간단하다. 먹은 만큼 움직이거나 아니면 움직인 만큼 먹으면 된다. 그러나 이런 쉬운 명제를 실행하지 않기 때문에 많은 사람들이 육체적으로 정신적으로 고통을 받고 있다.

살찌는 사람들의 특징은 몸을 적게 움직이는 대신 머리를 많이 쓴다는 점이다. 예컨대 음식을 먹을 때도 최대한 힘이 들어가지 않도록 젓가락 대신 포크를 사용하고 음식을 대충 씹다가 삼켜버린다.

미국 남성잡지 《맨즈헬스》의 분석 자료에 따르면, "과체중인 사람은 음식을 삼킬 때까지 평균 12번 씹는 데 비해 평균체중인 사람은 14번을 씹으며, 마른 체격의 소유자는 15번을 씹은 다음 삼킨다"고 한다. 음식을 많이 씹지 않으면 포만감이 잘 느껴지지 않아서 많이 먹게 되고, 열량 소모도 그만큼 덜하게 된다.

결국 많이 움직이라는 것인데, 누구나 알다시피 운동이란 게 어디 그리 쉬운 일인가? 시간과 공간, 거기에 어느 정도 재미를 느낄 수 있어야 운동을 하게 된다. 무엇보다 그 정도에 도달하기 위해서는 상당한 노력과 시간도 필요하다. 그래서 간편한 방법을 고안해낸 것이 바로 뜸이다.

배꼽뜸을 떠라

살찐 사람들 가운데 근육의 탄력이 좋고 지방이 적은 사람은 소화력이 좋고 몸도 비교적 뜨겁다. 반면 근육보다는 지방이 많아서 살이 물렁물렁하고 기운이 없는 사람은 대부분 아랫배가 찬 편이다. 이런 사람들은 배꼽 주위를 눌러보면 통증이 크고 잘 체하며 우유나 맥주를 마시면 대변이 묽거나 설사를 자주 하는 증상을 보인다.

이런 사람들의 특징은 배꼽 주위의 온도를 측정해보면 쉽게 알 수 있다. 병원에서는 적외선체열검사를 통해 이를 금방 확인할 수 있다.

아랫배 냉증은 배꼽을 기준으로 해서 적외선 체열 촬영을 했을 때 배꼽

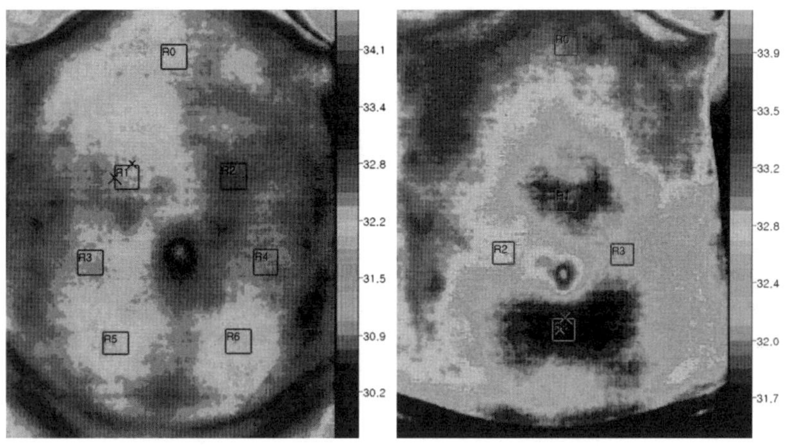

① 아랫배의 정상 온도   ② 아랫배의 냉증

그림 ①에서는 배꼽의 온노가 흰색으로 높게 나타나 있긴 하지만, 배꼽 주위의 온도가 붉은색을 띠고 있으므로 온도 차이가 그렇게 크지 않다. 따라서 정상적인 온도 분포를 보여준다.

그림 ②에서는 배꼽의 온도는 흰색으로 높게 나타나 있는 반면, 배꼽 아래쪽은 짙은 푸른색이고 배꼽 위쪽은 옅은 푸른색을 띠고 있어서 온도가 상당히 낮다. 이처럼 아랫배가 배꼽보다 무려 3℃ 가까이 차이가 나는 경우에는 아랫배 냉증에 해당된다.

주위의 일정 부분의 온도가 2.5℃ 이상 떨어지면 아랫배 냉증이라고 진단한다. 복부 온도를 사진으로 찍어보면 배꼽 부위의 온도가 가장 높게 나타난다. 왜냐하면 내장의 온도가 배꼽을 통해 가장 많이 전달되기 때문이다.

여름철에 이불을 덮지 않았을 때 배가 아프다는 사람들의 상당수는 배꼽으로 차가운 냉기가 들어가기 때문인데, 이런 경우에는 배꼽 주위를 수

건으로 덮기만 해도 배가 아픈 증상이 사라질 수 있다.

이럴 때 뜸이 효과적으로 살을 빼줄 수 있는 수단이 된다. 요즘은 피부에 보기 흉한 화상을 남기지 않고도 효과를 올릴 수 있는 여러 가지 뜸 제품이 많이 나와 있다.

특히 몸이 차고 뚱뚱한 사람에게 적절한 치료법이 바로 뜸이다. 날씬한 사람은 뜸을 뜨면 오히려 살이 붙을 수도 있고, 특히나 몸에 열이 많으면서 뚱뚱한 사람이라면 뜸은 가급적 피해야 한다.

'뜸 들인다'라는 말이 느긋하다는 표현을 빗대서 사용하는 의미인 것처럼, 뜸은 불의 기운을 천천히 몸속으로 전달함으로써 차가운 조직을 따뜻하게 도와주는 역할을 한다.

뜸은 주로 몸이 찬 곳에 열을 가하는 방식인데, 우리 주위에서 흔히 볼 수 있는 쑥을 재료로 해서 열을 가하게 된다. 이때 피부에 손상을 주는 직접 뜸과 상처를 주지 않는 간접 뜸 두 가지 방식이 있는데, 요즘은 간접 뜸 방식을 많이 이용한다.

주로 신궐혈(배꼽)에 화상을 주지 않는 커다란 뜸을 떠서 차가운 아랫배의 온도를 올려주는 치료를 하게 된다. 매주 1~2회, 한 번 뜸을 뜰 때 20분 정도 자극하면 3개월 후에 많이 호전된 것을 확인할

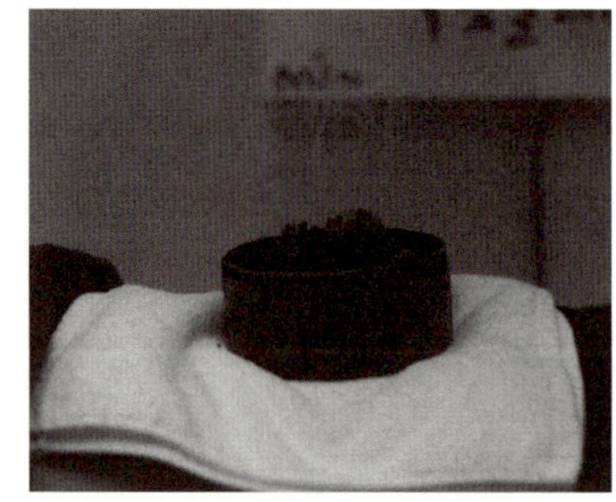

배꼽뜸 사진

수 있다.

예부터 사람의 몸 가운데 배는 따뜻하게 하는 것이 좋고 머리는 차게 하는 것이 좋다고 했다. 아랫배가 찬 사람은 설사를 자주 하고 여름에도 이불을 덮지 않으면 배가 살살 아프기 때문에 이 경혈에 뜸을 떠주면 좋다. 배가 차고 설사를 자주 하는 사람들은 꼭 시작해볼 만한 방법이다.

뜸을 뜨고 나서 속이 편안하고 변의 형태가 좋아지는 사람은 3개월 이상 뜸을 뜨면 서서히 체중이 감소한다. 그러나 이 한 가지 방법만으로 다이어트를 끝내려고 생각해서는 안 된다. 다른 여러 가지 방법과 지식을 갖추어야만 완벽한 치료법이 된다는 것을 꼭 명심하자.

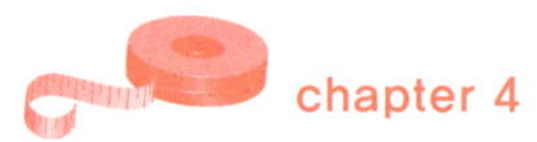

chapter 4

시간 날 때마다 지압하라

정체된 기를 풀어주자

저녁을 먹고 나면 대개의 가정에서는 하는 일 없이 텔레비전을 보면서 시간을 보내는데, 이럴 때 지압을 하는 것은 어떨까.

머리가 아플 때 이마나 관자놀이 근처를 눌러주면 조금 나아지는 것을 다들 경험해봤을 것이다. 마찬가지로 이것은 비만에도 적용될 수 있다. 지압이나 마사지를 통해 경혈을 자극하면 기운과 혈액의 순환을 촉진시킬 뿐만 아니라 2차적으로 지방까지 분산시킬 수 있다.

한방에서 볼 때 비만은 신체의 정상적인 생리작용이 균형을 잃고 밖으로 발산되는 기운보다 안으로 모아지는 기운이 성할 때 나타난다. 그 때문에 체질적으로 흡수 기능이 발달한 태음인한테서 비만을 많이 보게 되는 것이다. 이렇게 정체되어 있는 기운의 흐름을 지압과 마사지를 통해 정상으로 되돌려주면 살이 빠질 수 있다.

대체로 살이 많이 뭉쳐 있는 부분을 자극해주기 때문에 지압은 전체적인 살 빼기보다는 부분적인 살 빼기에 좀 더 효과적이다. 따라서 체중 감량보다는 예쁜 몸매를 만드는 데 더 적합하다. 지방이 많아서 손가락으로 잡히는 배, 엉덩이, 어깨, 등, 허벅지를 통과하는 경락이나 경혈을 지압하는 것을 원칙으로 한다. 살 뺄 곳을 정했다면 5~7초 동안 같은 크기의 힘으로 누른다. 2~3번 누른 후 손바닥을 사용하여 피부 표면에 대고 1분가량을 더 눌러준다. 한번 시작하면 한 곳에서 5분 내외로 한다.

지압 대신 손바닥으로 피부 표면을 힘 있게 비비고 나서 가볍게 압력을 주어 시계 방향으로 돌려주는 마사지도 괜찮다. 때로는 주먹으로 두드리거나 손바닥을 피부에 밀착시켜 가볍게 압력을 가할 때 생기는 진동으로 마사지한다.

지압이나 마사지를 할 경우 짧은 시간에 효과를 기대해서는 안 된다. 우리나라 사람들은 성격이 급해서 단 몇 번의 시술로 살이 빠지기를 기대하는데, 실제로 평균 60회를 시술했을 때 20% 정도의 효과를 거둘 수 있다. 무엇보다 이틀에 한 번, 6개월 이상을 꾸준히 하는 것이 중요하다. 효과가 느리므로 다른 요법을 함께 곁들일 것을 권한다.

뭐든지 지나치면 좋지 않다. 이 방법 역시 욕심을 부려서 강하게 피부를 자극하면 아픈 것은 둘째 치고 효과도 별로 얻지 못한다. 몸과 마음을 편안하게 이완한 상태에서 리듬에 맞춰 기분 좋게 해야 한다.

생리 중인 여성은 특히 가볍게 해야 한다. 몸이 아프거나 감기를 앓을 때 체중이 증가하는데, 이것은 일반적인 생리현상이지 지압이나 마사지의 부작용이 아니므로 걱정할 필요는 없다.

침을 놓듯 경락을 눌러주자

한방 이론 가운데 경락 이론이 있다. 우리 몸은 경락을 통해 오장육부와 연결되어 있기 때문에 병이 들면 그 반응이 경락을 통해 밖으로 드러나고, 또 경락을 조절함으로써 신체의 질병을 치료할 수 있다.

급체했을 때 손가락을 따주는 것이 이런 원리를 응용한 것이다. 급체했을 때는 정확하게 엄지손가락 끝(수태음 폐경 11번 소상[少商]혈)과 엄지발가락 끝(족태음 비경 1번 은백[隱白]혈)을 바늘로 찔러서 피를 낸다.

또 임신 28주가 되었는데도 태아의 머리가 위로 향해 있을 때는 새끼발가락 바깥쪽 끝(족태양 방광경 67번 지음[至陰]혈)에 침을 놓으면 태아가 자궁문 쪽을 향하게 되는데, 이것도 경락 이론에 따른 것이다.

얼마 전, 오스트리아에서 만삭의 여의사가 우리 병원을 방문한 적이 있다. 출산 예정일이 한 달도 남지 않았는데 장거리 비행을 감행한 것을 보고 대단한 용기라고 칭찬을 했더니, 바로 지음혈 얘기를 했다. 여의사는 태아의 심리적 안정을 위해 비행시간 내내 지음혈을 눌러주었다고 했다.

이러한 경락의 원리를 비만에도 적용할 수 있다. 지나치게 항진된 경락은 줄여주고 너무 약한 경락은 보강해주면 된다.

김중삼 씨는 47세의 건장한 남성이다. 필자는 이제까지 9년 동안 비만 클리닉을 운영해왔지만 아직까지 100kg이 넘는 환자를 다이어트에 성공시키진 못했다.

그런데 이 환자는 달랐다. 처음부터 약물을 사용하지 않고 침 치료만 하면서 틈나는 대로 꾸준히 지압을 시켰다. 그랬더니 106kg의 몸무게가 3개월 만에 95kg으로 빠졌다. 식사량을 전혀 줄이지 않고 약물 치료도 하지 않았는데 말이다. 게다가 몸 상태도 많이 좋아져서 배가 쑥 들어가고, 누렇게 떠 있던 얼굴색도 건강한 붉은빛으로 변했다. 맥의 힘도 매우 강화되어 거의 정상에 가까워졌다.

경락 지압은 힘들이지 않고 직접 익혀서 혼자서도 얼마든지 할 수 있다는 장점이 있다.

태음인 지압법

태음인은 호흡기관이 약하고 소화흡수 기능이 강하다. 따라서 폐경락과 대장경락을 보강하고, 간경락과 담경락을 막아주는 것이 좋다.

맥이 약하고 몸이 처지면 폐경락과 대장경락

맥이 약하고 몸이 축 처지는 태음인은 폐와 대장이 허약하므로 폐경락과 대장경락을 주로 보강해주어야 한다. 이때 경락 전체를 보강하는 것은 쉽지 않으므로 일단 두 개의 혈자리를 위주로 눌러주는 것이 효과적이다.

먼저 폐경락 7번인 태연혈을 손가락 쪽으로 힘을 주면서 눌러주고, 폐경락 10번인 어제혈을 몸통 쪽으로 힘을 주면서 눌러주면 된다. 이 방법은 폐경락을 보강하는 치료법이다.

대장경락 5번인 양계혈을 손끝 쪽으로 힘을 주면서 눌러주고, 대장경락 11번인 곡지혈을 몸통 쪽으로 힘을 주면서 눌러주면 된다. 이 방법은 대장경락을 보강하는 치료법이다.

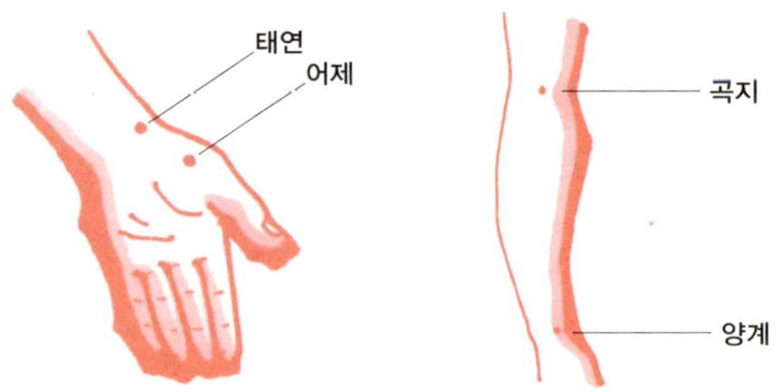

태연(太淵): 손바닥 내측의 요골동맥이 뛰는 곳. 맥을 잡을 때 촌관척(寸關尺) 중 촌부맥(寸部脈) 부위

어제(魚際): 손바닥에서 엄지와 손목이 닿는 부분의 볼록 나온 곳

양계(陽谿): 손바닥 쪽의 손목관절 중간의 인대가 지나가는 사이

곡지(曲池): 주관절을 굽혀서 60도 각도를 만들었을 때 생기는 주름의 시작 부분

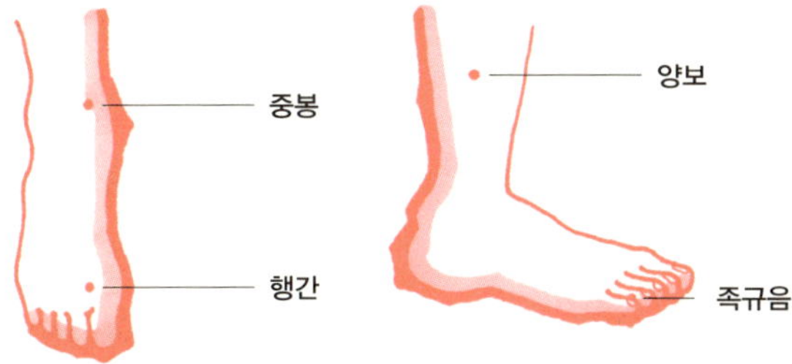

행간(行間): 엄지발가락과 두 번째 발가락이 벌어지는 부분 바로 위쪽에 위치

중봉(中封): 발목 안쪽 복숭아뼈 아래에서 앞쪽으로 2cm 부위

족규음(足竅陰): 네 번째 발가락에서 다섯 번째 발가락 쪽으로 발톱이 시작되는 부분
에서 0.2cm 정도 바깥 지점. 즉 네 번째 발가락 바깥쪽 발톱의 가로
선과 세로선을 가상으로 그었을 때 만나는 점

양보(陽輔): 발목 바깥쪽 복숭아뼈 위로 8cm 지점

맥이 강하고 얼굴색이 검붉으면 간경락과 담경락

맥이 강하고 얼굴색이 검붉으며 목소리에 힘이 있는 태음인은 간과 담이 지나치게 항진되어 있는 것이다. 따라서 간경락과 담경락을 막아주는 것이 좋다. 이때도 경락 전체를 막는 것은 쉽지 않으므로 두 개의 혈자리를 중심으로 눌러주면 된다.

간경락을 막아주는 치료법은 간경락 2번인 행간혈을 발가락 쪽으로 힘을 주면서 눌러주고, 간경락 4번인 중봉혈을 몸통 쪽으로 힘을 주면서 눌러주면 된다.

담경락을 막아주는 치료법은 담경락 44번인 족규음혈을 발끝 쪽으로 힘을 주면서 눌러주고, 담경락 38번인 양보혈을 몸통 쪽으로 힘을 주면서 눌러주면 된다.

소음인 지압법

소음인은 소화기관이 약하고 비뇨생식 기능이 강하다. 그래서 비경락과 위경락을 보강하고, 신경락과 방광경락을 막아주는 것이 좋다.

맥이 약하고 기운 없는 소음인은 비경락과 위경락

맥이 약하고 몸이 축 처지는 소음인은 비경락과 위경락을 주로 보강해야 한다.

비경락 1번인 은백혈을 발가락 쪽으로 힘을 주면서 눌러주고, 비경락 2번인 대도혈을 몸통 쪽으로 힘을 주면서 눌러주면 된다. 이 방법은 비경락을 보강하는 치료법이다.

위경락을 보강하기 위해서는 위경락 41번인 해계혈을 발끝 쪽으로 힘을 주면서 눌러주고, 위경락 43번인 함곡혈을 몸통 쪽으로 힘을 주면서 눌러준다.

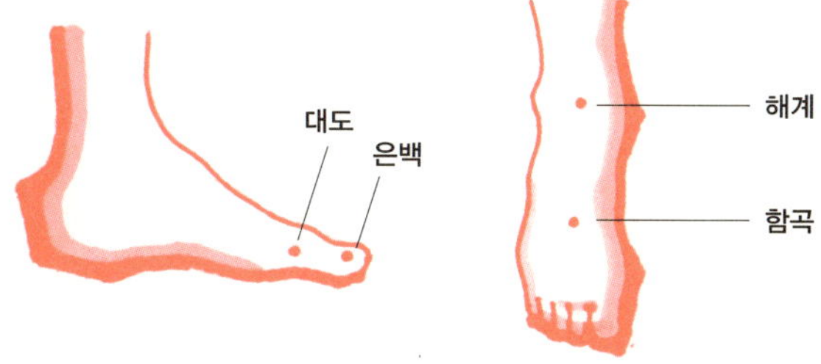

은백(隱白): 엄지발가락 안쪽 발톱의 가로선과 세로선을 가상으로 그었을 때 만나는
점으로 발톱에서 0.2cm 부위

대도(大都): 엄지발가락 두 번째 관절의 튀어나온 부분의 앞

해계(解谿): 발목관절 전면의 횡문 중앙으로 십자인대의 정중선

함곡(陷谷): 제2중족골과 제3중족골 사이의 옴폭 들어간 부위

맥이 강하고 얼굴색이 희면 신경락과 방광경락

맥이 강하고 얼굴색이 희면서 뼈마디가 단단한 소음인은 신경락과 방광경락을 주로 막아줘야 한다.

신경락 1번인 용천혈을 발가락 쪽으로 힘을 주면서 눌러주고, 신경락 3번인 태계혈을 몸통 쪽으로 힘을 주면서 눌러주면 된다. 이 방법은 신경락을 막아주는 치료법이다.

방광경락을 막아주는 방법은 방광경락 40번인 위중혈을 발끝 쪽으로 힘을 주면서 눌러주고, 방광경락 65번인 속골혈을 몸통 쪽으로 힘을 주면서 눌러주면 된다.

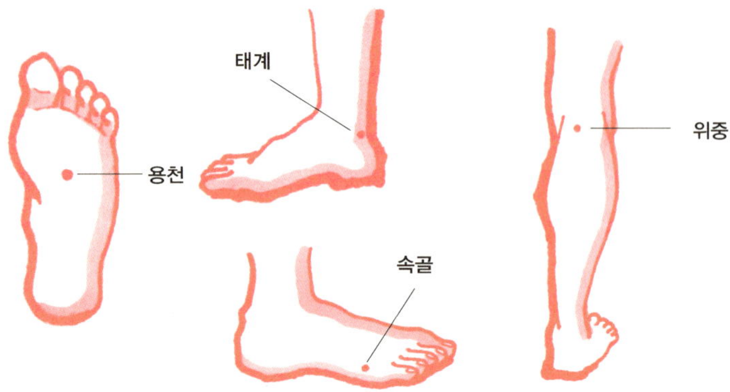

용천(湧泉): 발바닥에 오목하게 들어간 부분의 중앙에 위치

태계(太谿): 발목 안쪽의 복숭아뼈 뒤로 발꿈치뼈 위의 동맥이 지나는 부위. 복숭아뼈
와 아킬레스건 사이

속골(束骨): 다섯 번째 중족골 소두의 바깥 뒤쪽에 있는 옴폭 들어간 부위

위중(委中): 무릎 뒤쪽 가로 주름의 중앙으로 동맥이 뛰는 부위

태양인 지압법

태양인은 흡수하는 기능이 약하고 호흡기 기능이 강하다. 그래서 간경락
과 담경락을 보강하고, 폐경락과 대장경락을 막아주는 것이 좋다.

맥이 약하고 몸이 처지면 간경락과 담경락

맥이 약하고 몸이 축 처지는 태양인은 간경락과 담경락을 보강해준다.

간경락을 보강하고자 한다면 간경락의 4번 중봉혈을 발가락 쪽으로 힘을 주면서 눌러주고, 간경락 8번인 곡천혈을 몸통 쪽으로 힘을 주면서 누르면 된다.

담경락 43번인 협계혈을 발끝 쪽으로 힘을 주면서 눌러주고, 담경락 44번인 족규음혈을 몸통 쪽으로 힘을 주면서 눌러주는 것은 담경락을 보강하는 치료법이다.

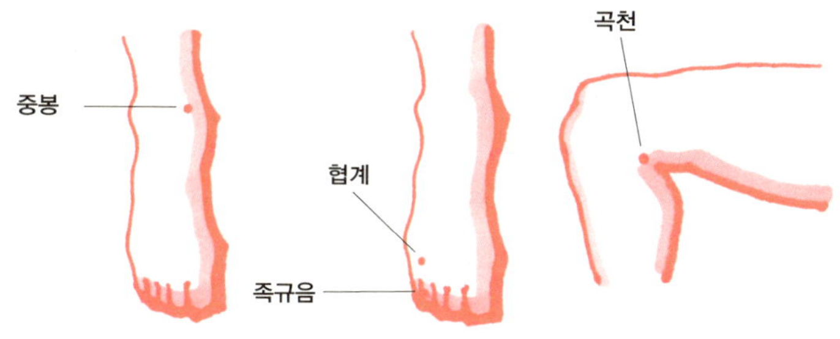

중봉(中封): 발목 안쪽 복숭아뼈 아래에서 앞쪽으로 2cm 부위

곡천(曲泉): 무릎 뒤쪽의 가로로 난 주름의 안쪽 끝에 있는 옴폭 들어간 부위

협계(俠谿): 네 번째와 다섯 번째 발가락이 만나는 점에서 1cm 뒤쪽

족규음(足竅陰): 네 번째 발가락에서 다섯 번째 발가락 쪽으로 발톱이 시작되는 부분에서 0.2cm 정도 바깥 지점. 즉 네 번째 발가락 바깥쪽 발톱의 가로선과 세로선을 가상으로 그었을 때 만나는 점

얼굴색이 희고 뼈마디가 단단하면 폐경락과 대장경락

맥이 강하고 얼굴색이 희면서 뼈마디가 단단한 태양인은 폐경락과 대장경락을 주로 막아줘야 한다. 이때 경락 전체를 막아주는 것은 쉽지 않으므로 두 개의 혈자리를 위주로 눌러주는 것이 효과적이다.

폐경락 10번인 어제혈을 손가락 쪽으로 힘을 주면서 눌러주고, 폐경락 5번인 척택혈을 몸통 쪽으로 힘을 주면서 눌러주면 폐경락을 막을 수 있다.

대장경락 2번인 이간혈을 손끝 쪽으로 힘을 주면서 눌러주고, 대장경락 5번인 양계혈을 몸통 쪽으로 힘을 주면서 눌러주면 대장경락을 막을 수 있다.

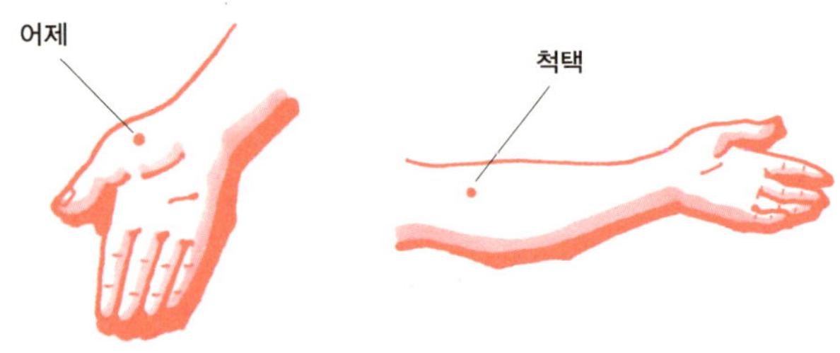

어제(魚際): 손바닥에서 엄지와 손목이 닿는 부분의 볼록 나온 곳

척택(尺澤): 손바닥을 위로 하고 팔꿈치를 구부렸을 때 팔꿈치 안쪽의 가로 주름 위로서 상완이두근건의 바깥쪽

이간(二間): 손등으로부터 두 번째 손가락이 시작되는 부분의 앞쪽으로 안쪽이 옴폭 들어간 부분

양계(陽谿): 손바닥 쪽의 손목관절 중간의 인대가 지나가는 사이. 즉 손등 쪽, 손목 바로 아래의 엄지 쪽으로 옴폭 들어간 부위

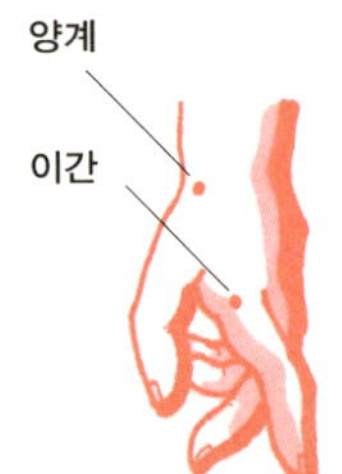

소양인 지압법

소양인은 비뇨생식기 기능이 약하고 소화기능이 강하다. 그래서 신경락과 방광경락을 보강하고, 비경락과 위경락을 막아주는 것이 좋다.

기운 없고 맥이 약하면 신경락과 방광경락

맥이 약하고 몸이 축 처지는 소양인은 신경락과 방광경락을 주로 보강해준다.

신경락 3번인 태계혈을 발가락 쪽으로 힘을 주면서 눌러주고, 신경락 7번인 부류혈을 봄통 쪽으로 힘을 주면서 눌러준다. 이것은 신경락을 보강하는 치료법이다.

방광경락 67번인 지음혈을 발끝 쪽으로 힘을 주면서 눌러주고, 방광경락 40번인 위중혈을 몸통 쪽으로 힘을 주면서 눌러주면 방광경락을 보강할 수 있다.

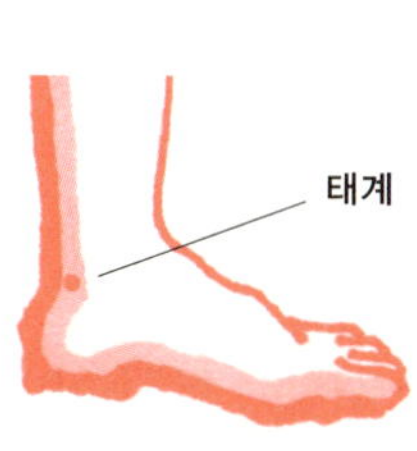

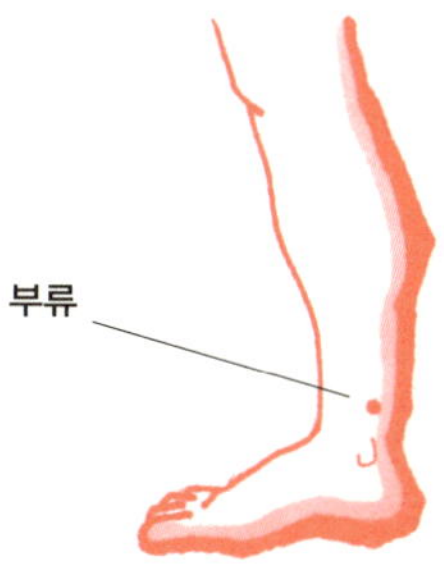

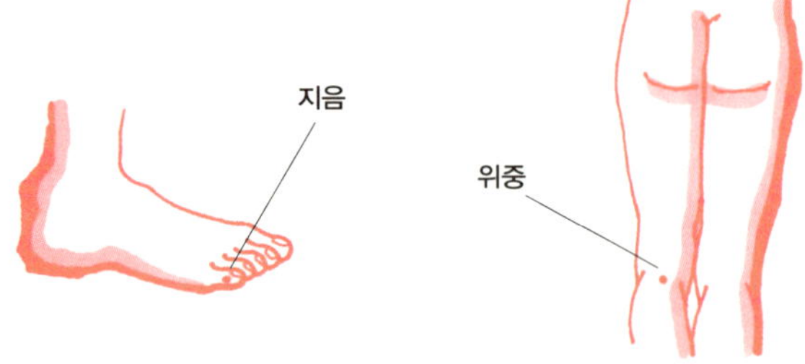

태계(太谿): 발목 안쪽의 복숭아뼈 뒤로 발꿈치뼈 위의 동맥이 지나는 부위. 복숭아뼈

와 아킬레스건 사이

부류(復溜): 발목 안쪽의 복숭아뼈 위로 4cm 올라간 옴폭 들어간 부위

지음(至陰): 다섯 번째 발가락 바깥쪽 발톱의 가로선과 세로선을 가상으로 그었을 때

만나는 점으로 발톱에서 0.2cm 부위

위중(委中): 무릎 뒤쪽 가로 주름의 중앙으로 동맥이 뛰는 부위

얼굴색이 검고 눈빛 강하면 비경락과 위경락

맥이 강하고 얼굴색이 검으면서 눈빛이 강한 소양인은 비경락과 위경락을 주로 막아줘야 한다.

비경락을 막으려면 비경락 5번인 상구혈을 발가락 쪽으로 힘을 주면서 눌러주고, 비경락 1번인 은백혈을 몸통 쪽으로 힘을 주면서 눌러주면 된다.

위경락은 위경락 43번인 함곡혈을 발가락 쪽으로 힘을 주면서 눌러주고, 위경락 45번인 여태혈을 몸통 쪽으로 힘을 주면서 눌러주면 막을 수 있다.

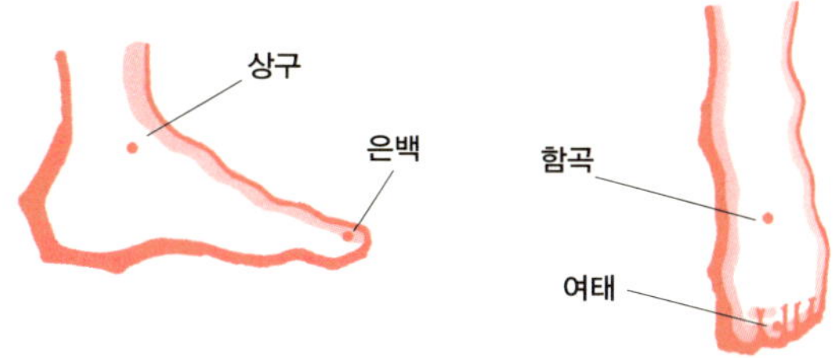

상구(商丘): 발목 안쪽의 복숭아뼈 바로 아래 앞쪽의 옴폭 들어간 부위

은백(隱白): 엄지발가락 안쪽 발톱의 가로선과 세로선을 가상으로 그었을 때 만나는
점으로 발톱에서 0.2cm 부위

함곡(陷谷): 제2중족골과 제3중족골 사이의 옴폭 들어간 부위

여태(厲兌): 두 번째 발가락 바깥쪽 발톱의 가로선과 세로선을 가상으로 그었을 때 만
나는 점으로 발톱에서 0.2cm 부위

chapter 5

목욕으로 피로 풀면서 몸매 가꾸기

몸의 기운을 돌게 해주는 목욕

목욕도 잘하면 다이어트의 한 방법이 된다. 목욕은 우리 몸의 기운 순환을 도와주고, 기운 순환은 곧 신진대사를 촉진하며, 체온을 높여서 면역력을 강화해주기 때문이다. 특히 태음인처럼 기운 순환이 잘 안 돼 살이 찌는 사람은 목욕을 자주 하는 것이 좋다.

평소 피로를 잘 느끼고 게으른 태음인 체질의 사람들은 아침저녁으로 따뜻한 물을 받아서 20분 이상 살이 많은 부분을 가볍게 마사지하는 것이 좋다. 시간이 없어서 바쁜 사람은 뜨거운 물로 간단하게 샤워만 해도 좋다. 또 평소에 사우나를 하면서 개운함을 즐기는 사람이라면 목욕법은 적극적으로 권할 만하다.

그러나 평소에 사우나나 목욕을 하면 어지럼증을 느끼는 사람은 기운이 부족한 탓이므로 기운을 보강하는 한약부터 복용하는 것이 좋다.

목욕할 때 한약재를 풀어서 그 향기를 이용하는 것도 좋은 방법이다. 잣나무 잎이나 뽕잎, 뽕가지, 국화잎, 창포잎과 줄기, 무씨나 무말랭이, 말린 연잎 같은 것을 사용하면 된다.

진짜 터키식 목욕탕

이 세상에서 가장 아름다운 궁전은 베르사유 궁전이 아니다. 터키 이스탄불에 있는 돌마바흐체 궁전이야말로 형언할 수 없는 아름다움의 극치를 보여준다. 바다를 매립한 터 위에 지은 돌마바흐체 궁전은 지중해를 옆에 끼고 있으며, 하얀색 대리석으로 외벽을 장식하고 안은 모두 금으로 장식되어 있다.

오스만제국은 1922년 제1차 세계대전 때 독일 편을 들었다가 패전국이 되는 바람에 무너졌다. 하지만 한때 천하를 호령했던 오스만제국의 모든 부귀영화는 돌마바흐체 궁전에 잘 보전돼 있다.

진짜 터키탕도 볼 수 있다. 돌마바흐체 궁전에는 왕과 왕비를 위해 특별히 물을 받아두는 대리석 물통이 있지만 진짜 터키식 목욕탕에는 물이 없다. 터키식 목욕법은 오로지 증기만 사용해서 때를 벗기고 몸의 피로를 풀어주는 것이다. 오스만제국 사람들은 이런 건식 사우나를 통해 피로를 풀고 질병을 치료해왔다.

이에 반해 우리나라 사람들은 직접 뜨거운 물에 들어가서 체온을 올려 면역력을 높이고 기초대사량을 올리는 목욕을 해왔다. 지금도 대부분의 한국 사람들은 뜨거운 탕을 좋아한다.

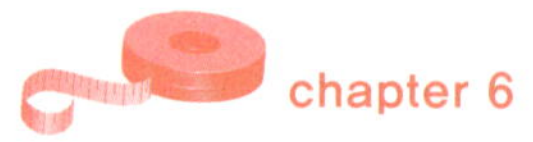

chapter 6

먹으면서 하는 다이어트가 효과도 좋다

체질에 따른 식이요법

굶으면서 하는 다이어트는 사실 너무나도 많은 인내심을 요구한다. 인간의 세 가지 기본 욕구 중 하나가 먹는 것인데, 이것을 거스르기란 쉽지도 않을뿐더러 인내심에 비해 결과도 그리 만족스럽지 못하다.

보통 일주일 정도 단식을 하면 3~7kg 정도까지 살이 빠지긴 한다. 그러나 사람의 식습관을 하루아침에 바꾸기란 매우 힘들기 때문에 두세 달을 넘기지 못하고 원래대로 되돌아가기 일쑤이다.

또 굳이 요요현상까지 들먹이지 않더라도 우리 몸은 오랫동안 굶고 나면 소화력과 흡수력이 좋아지고, 들어오는 영양분을 잡고 놓지 않으려는 내성이 생긴다. 그러므로 굶어서 살을 빼는 방법은 잠깐 동안만 날씬함을 유지해줄 뿐 결과적으로는 더욱 뚱뚱해져서 실망감만 안겨준다.

식욕억제제나 채소효소를 이용한 다이어트가 오래가지 못하는 것도 마찬가지 이유이다. 포장만 다를 뿐 결국은 음식 섭취량을 줄이는 방법이기 때문이다.

한방에서는 선천적으로 오장육부의 크고 작음이 결정지어진다고 생각한다. 그래서 사람에 따라 가려야 할 음식도 있고 적극적으로 섭취해야 할 음식도 있다고 본다. 건강할 때도 가려서 먹어야 할 음식이 있고 약을 먹을 때도 먹지 말아야 할 식품을 따로 명시해두었다.

식이요법은 음식만으로 모든 질환을 치료하는 것이 아니라 오장육부의 기능을 도와주고 보강하는 데 그 효용이 있다고 본다. 한의학에서 음식은 기미론(氣味論, 음식이나 약재의 기운과 맛으로 그 특성을 구분하는 이론. 예를 들어 단맛은 몸과 마음을 느슨하게 해주고, 매운맛은 기운 순환을 촉진시킨다)적인 면에서 음식물을 각자의 체질에 맞게 응용함으로써 병이 들기 전에 미리 대비하는 치료 수단으로도 기능한다.

건강해지면 지나친 살은 자연히 빠지게 되어 있다.

지나친 육식은 삼가야 할 태음인

태음인처럼 소화기가 튼튼해서 아무 음식이나 잘 먹는 사람들은 육식의 섭취를 제한한다. 육식을 과도하게 섭취하면 기운의 순환이 느려지고 성인병에 걸릴 확률이 높기 때문이다. 이런 사람들은 하루 한 번씩 채식을 섭취하는 것이 좋다. 문제는 태음인 체질인 사람들이 채소의 맛을 별로 좋아하지 않는다는 것이다. 따라서 어릴 때부터 다양한 경험을 통해 채식의 깊은 맛을 알 수 있도록 부모의 노력이 필요하다.

태음인 권장 식단

	아침	점심	저녁
1	밥, 김치, 우렁된장찌개, 꽁치구이, 미역줄기볶음	버섯덮밥, 깍두기, 미역국, 고사리나물	밥, 김치, 알탕, 뱅어포볶음, 연근조림
2	밥, 김치, 콩나물김칫국, 명란구이, 취나물	국수장국, 김치, 불고기, 콩샐러드, 단무지	밥, 김치, 갈비탕, 아욱무침, 두릅미나리볶음
3	밥, 김치, 우거지탕, 조기구이, 비름나물	밥, 김치, 쇠고기두부국, 땅콩자반, 도라지초무침	밥, 김치, 곰탕, 무조개젓생채, 도토리묵무침
4	밥, 김치, 토란국, 명란젓무침, 다시마튀각	밥, 김치, 다시멸치미역국, 땅콩자반, 도라지초무침	밥, 김치, 참치찌개, 장조림, 채소샐러드
5	밥, 김치, 두부백탕, 연어구이, 버섯채소볶음	밥, 김치, 명란알매운탕, 더덕무침, 김구이	애호박수제비, 김치, 동태전, 미역무침
6	밥, 김치, 쇠고기무국, 고등어조림, 해파리냉채	밥, 깍두기, 김치전골, 불고기, 당근볶음	밥, 김치, 설렁탕, 골뱅이무침, 도라지볶음
7	참치샌드위치, 쇠고기채소크림수프, 무피클, 과일샐러드, 우유	밥, 김치, 갈치찌개, 청어구이, 머위나물	밥, 김치, 조갯살콩국, 무미역생채, 쥐포무침
8	밥, 김치, 어묵국, 쇠고기볶음, 깻잎나물	밥, 김치, 순두부찌개, 참치전, 애호박찜	밥, 김치, 쇠고기미역국, 편육채, 쥐포무침
9	밥, 김치, 버섯전골, 갈치구이, 다시마쌈	밥, 깍두기, 근대조개탕, 쇠갈비찜, 숙주나물	밥, 김치, 육개장, 문어무침, 콩샐러드
10	밥, 김치, 아욱된장국, 두부부침, 도라지나물	밥, 김치, 청국장, 떡잡채, 해파리냉채	밥, 김치, 호박된장찌개, 참치구이, 채소냉채

• 권장 음식

곡류 : 밀, 콩, 고구마, 율무, 수수, 땅콩, 들깨, 현미, 수수, 율무

육류 : 쇠고기, 잉어

해물 : 갈치, 해삼, 한천, 스콸렌

과일 : 밤, 잣, 호두, 은행, 매실, 살구, 배

채소 : 무, 도라지, 연근, 당근, 더덕, 버섯, 마, 호박, 가지

• 권장 차(茶)

율무차, 칡차(갈근차), 들깨차

• 가급적 피해야 할 음식

닭고기, 개고기, 돼지고기, 삼계탕, 인삼차, 꿀

소음인은 열을 보강하는 음식이 좋다

소음인은 소화기가 약해서 차가운 음식이나 성질이 냉한 음식은 좋지 않다. 음식을 볶고 찌고 굽고 데우거나 익혀서 열을 보강해야 한다.

한방 약재를 복용할 때는 물론이거니와 평상시에도 몸 상태가 나빠지면 돼지고기, 녹두, 밀가루 음식, 풋과일은 먹지 않는 것이 좋다.

소음인 권장 식단

	아침	점심	저녁
1	밥, 김치, 감자국, 북어부푸러기, 다시마튀각	밥, 김치, 미역국, 대구포무침, 피망잡채	밥, 김치, 조기찌개, 달걀말이, 쑥갓
2	밥, 김치, 시금치국, 멸치볶음, 부추겉절이	밥, 김치, 참치찌개, 닭살냉채, 미나리무침	밥, 김치, 시금치국, 홍합튀김, 꽈리고추조림
3	밥, 김치, 된장국, 명태포무침, 김구이	밥, 김치, 아욱국, 갈치구이, 채소샐러드	밥, 김치, 닭곰탕, 뱅어포구이, 양파무침
4	밥, 김치, 경단미역국, 참치구이, 깨순나물	밥, 김치, 대구탕, 어묵조림, 미역초무침	밥, 김치, 조개탕, 치킨크로켓, 고사리나물
5	밥, 김치, 북어국, 닭강정, 쑥갓무침	밥, 김치, 갈치찌개, 명란구이, 채소샐러드	밥, 김치, 김치전골, 북어 양념구이, 부추겉절이
6	밥, 김치, 감자미역국, 조기구이, 파무침	밥, 김치, 삼계탕, 노가리 조림, 브로콜리무침	밥, 김치, 된장찌개, 어묵냉채, 시금치나물
7	밥, 김치, 부추맑은장국, 조기구이, 고추잎나물	밥, 김치, 통감자국, 닭볶음탕, 마늘장아찌	밥, 김치, 어묵국, 양파참치전, 알감자조림
8	밥, 김치, 토란국, 생선전, 미나리나물	밥, 김치, 북어달걀국, 닭 다리조림, 토마토샐러드	밥, 김치, 대구탕, 닭갈비, 고추조림
9	밥, 김치, 아욱국, 장어구이, 감자채소볶음	밥, 김치, 김치찌개, 조기구이, 파강회	밥, 김치, 해물잡탕, 멸치볶음, 쑥갓나물
10	밥, 김치, 들깨된장국, 도미찜, 시금치나물	밥, 김치, 닭카레, 북어국, 아욱된장무침	닭백숙, 김치, 부추달걀볶음, 아욱된장무침

• 권장 음식

곡류 : 찹쌀, 차조

과일 : 복숭아, 대추

육류 : 개고기(보신탕), 노루고기, 염소고기, 닭고기(삼계탕), 메뚜기

해물 : 명태, 조기, 멸치, 민어, 미꾸라지, 갈치

채소 : 양배추, 파, 마늘, 생강, 고추, 겨자, 후추, 카레, 양파, 피망

• 권장 차(茶)

인삼차, 계피차, 생강차, 꿀차, 쌍화차, 쑥차, 귤껍질차

• 가급적 피해야 할 음식

냉면, 참외, 수박, 찬 우유, 빙과류, 생맥주, 보리밥, 돼지고기, 오징어, 밀
가루 음식(특히 라면)

해산물이 좋은 태양인

태양인은 기운이 쉽게 움직여서 실수가 많으므로 항상 자신의 마음을 조
절할 수 있도록 해산물과 채식, 짜거나 맵지 않은 소식(素食)이 좋다. 기름
진 육류보다는 생선이나 해산물로 단백질을 보충할 것을 권한다.

태양인 권장 식단

	아침	점심	저녁
1	밥, 김치, 홍합국, 꽁치구이, 미역줄기볶음	밥, 김치, 새우탕, 문어볶음, 상추겉절이	밥, 김치, 굴백탕, 오징어불고기, 연근조림
2	밥, 김치, 시금치	밥, 김치, 미역국, 홍어찜, 토마토, 샐러드	밥, 김치, 고등어찌개, 맛살전, 김구이

• 권장 음식

곡류 : 메밀, 쌀

육류 : 모두 나쁘다

해물 : 생굴, 해삼, 멍게, 전복, 새우, 게, 가재, 자라, 가물치

채소 : 솔잎, 송화가루, 배추, 오이, 상추, 우엉(뿌리)

과일 : 포도, 머루, 다래, 감, 앵두, 모과

• 권장 차(茶)

머루차, 모과차, 솔잎차, 녹차(綠茶) 등이 좋으며 커피, 인삼차, 꿀차, 쌍화차 등은 좋지 않다.

• 가급적 피해야 할 음식

고추, 겨자, 카레 등 맵거나 자극성 있는 조미료와 닭고기, 개고기, 노루고기, 염소고기 같은 모든 육류, 그리고 술과 꿀

소양인은 시원하고 담백한 음식이 좋다

소양인은 몸에 열이 많으므로 시원하고 담백한 음식이 좋다. 데우거나 익히는 식으로 불을 이용한 조리법은 피해야 한다. 이들은 약도 식혀서 먹으라고 한방에서 지시할 정도이다. 더욱이 닭고기와 술, 매운 음식은 피하는 것이 좋다.

소양인 권장 식단

	아침	점심	저녁
1	밥, 김치, 우서시토징국, 청어구이, 호박전	밥, 김치, 오징어찌개, 햄구이, 우엉조림	밥, 김치, 돼지길비딩, 굴무침, 비름나물
2	밥, 김치, 버섯된장찌개, 어리게젓, 김구이	밥, 김치, 돼지고기김치찌개, 두부조림, 상추겉절이	밥, 김치, 호박젓국찌개, 달걀말이, 오이무침
3	밥, 김치, 어묵국, 가지나물, 건새우볶음	밥, 김치, 배추전골, 낙지볶음, 김무침	밥, 김치, 미역국, 제육볶음, 버섯조림
4	밥, 김치, 애호박국, 돼지갈비찜, 채소냉채	김치덮밥, 오이소박이, 달걀국, 잡채	밥, 김치, 부대찌개, 완자전, 콩나물무침
5	밥, 김치, 우렁된장찌개, 채소달걀말이, 오이제육볶음	밥, 김치, 채소샤브샤브, 게맛살전, 버섯나물	밥, 김치, 해물탕, 고등어튀김, 파래무침
6	밥, 김치, 버섯국, 홍합양념조림, 양상추샐러드	밥, 김치, 만둣국, 오이무침, 호박나물	밥, 김치, 새우두부찌개, 굴전, 상추겉절이
7	밥, 김치, 호박국, 해물초회, 버섯전	밥, 김치, 맑은장국, 돈가스, 채소샐러드	밥, 김치, 오징어무국, 게찜, 미역무침
8	밥, 김치, 배추된장국, 가자미구이, 참나물	밥, 김치, 제육볶음, 상추쌈, 가지찜	밥, 김치, 북어탕, 호박볶음, 새우젓무침

| 9 | 밥, 김치, 유부국, 쭈꾸미양념구이, 오이지무침 | 밥, 김치, 꽃게탕, 멸치볶음, 호박오가리무침 | 밥, 김치, 돼지고기육개장, 오징어탕수, 우엉조림 |
| 10 | 밥, 김치, 오징어국, 비름나물, 돈육청경채볶음 | 밥, 김치, 달걀국, 새우튀김, 근대나물 | 밥, 김치, 비지찌개, 사태구이, 깨순나물 |

• 권장 음식

곡류 : 보리, 팥, 녹두, 콩

육류 : 돼지고기, 오리고기

해물 : 생굴, 해삼, 멍게, 전복, 새우, 게, 가재, 복어, 잉어, 자라, 가물치, 가자미

채소 : 배추, 오이, 상추, 우엉(뿌리)

과일 : 수박, 참외, 딸기, 바나나, 파인애플, 배, 감, 토마토

기타 : 생맥주, 빙과

• 권장 차(茶)

구기자차, 두충차, 산딸기차, 녹차 등은 좋으나 커피, 인삼차, 꿀차, 쌍화차 등은 좋지 않다.

• 가급적 피해야 할 음식

고추, 생강, 파, 마늘, 후추, 겨자, 카레 등 맵거나 자극성 있는 조미료와 함께 닭고기, 개고기, 노루고기, 염소고기, 그리고 꿀과 인삼

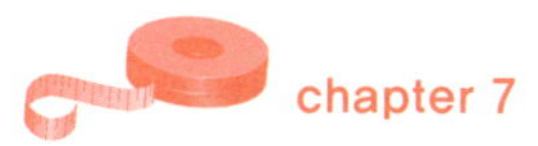

chapter 7

수시로 한약차를 마셔라

심신 안정에 좋은 한약차

중국이나 일본, 영국, 프랑스 같은 나라에서는 무엇인가 마시면서 얘기하는 것이 보편화되어 있다. 이들 나라에서 차 마시는 문화가 발달한 까닭은 물이 좋지 않기 때문이다.

현재 중국의 경제 여건은 우리나라보다 20년 정도 뒤떨어져 있는데도 불구하고 생수를 사 마시는 것이 보편화되어 있다. 이 역시 물이 좋지 않기 때문이다.

우리나라는 전통적으로 물이 풍부하고 그 맛이 좋아 차 마시는 문화가 생활화되지 않았다. 그러나 이제는 사정이 많이 달라졌다. 강이나 개울물이 오염된 것은 말할 것도 없고 산에서 흐르는 약수조차 오염되어 식용 부적합 판정을 받은 곳이 부지기수이다.

현재 우리가 마시는 물은 생수 아니면 끓인 차이다. 이때 일반적인 보리차나 옥수수차 대신 한방차를 만들어 마시면 손쉬운 다이어트 요법으로 활용할 수 있다.

한방차는 보조요법이므로 금방 효과가 나타나는 것은 아니고 6개월 이상은 꾸준히 습관을 들여야 한다. 단식이나 시중에서 판매되는 갖가지 체중 감량제 같은 빠른 효과는 없지만, 그 대신 마시기를 중단했다고 해서 금방 체중이 원상 복귀되는 일 또한 없다.

차 마시기는 단순히 살만 빼다기보다 마음과 몸의 상태를 개선시키는 데 주안점을 둔다. 대변과 소변의 배설을 촉진시키고 소화기능을 도와주며 정신을 안정시키는 기능도 있다. 속이 헛헛하거나 짜증이 쉽게 나면서 몸이 무겁고 피로할 때, 또는 깊은 잠을 이루지 못할 때 마시면 제격이다. 차 한잔에 잔잔한 음악까지 흐르고 있다면 금상첨화가 아닐는지.

한약차를 마실 때 한 가지 유념할 점은 한방차도 엄연히 한약의 일종이므로 자기 몸의 상태와 맞지 않거나 지나치게 많이 마시면 부작용을 일으킬 수 있다는 것이다.

약재마다 조금씩 다르긴 하겠지만 여러 가지 약재가 섞여 있는 것은 1시간 30분 정도 달이는 것을 기준으로 한다. 씨앗과 딱딱한 줄기가 들어 있는 것은 2시간, 열매나 껍질이 들어 있는 것은 30분에서 1시간 정도, 잎사귀는 30분 미만으로 달이면 된다.

하지만 너무 오랫동안 달이는 것은 좋지 않다. 약재의 좋은 성분이 달아날 수 있을뿐더러 맛도 써져서 마시기가 고약해진다. 물 1ℓ에 20g이 적당하다. 맛이 쓰다고 꿀이나 설탕을 넣는다면 체중 감량이라는 원래 목적에 부합하지 않으므로 대신 대추나 감초를 두세 개쯤 넣어서 달이면 될 것이다.

씨앗 형태의 약재는 흔히 요리책에서 말하는 1큰술이 20g에 해당된다고 보면 된다(작은술은 15g 정도). 잎사귀 형태의 약재는 한 움큼을 20g으로, 뿌리는 어른의 엄지손가락만 한 것 하나를 5g으로 치면 된다.

• 감비차

감비차는 수년 전 여러 수입상들의 과대 선전으로 없어서 못 판 적도 있었다. 그러나 선전 문구만큼 효과가 뛰어난 것은 아니다. 중국인들은 이것을 평생토록 먹어서 어느 정도 효과를 본 것이므로 단지 몇 달 만에 살이 빠진다고 생각하면 안 된다. 감비차는 태음인에게 가장 알맞다.

시중에 판매되는 감비차는 박하잎사귀, 산사, 율무 말린 것, 화피를 각각 4g씩 넣어서 포장한 것이다.

• 율무

한약명으로 의이인, 이주자로도 불리는 율무는 살 빼는 데는 그만이다. 임산부가 먹으면 태아가 제대로 자라지 못한다고 금지할 정도이니까. 예부터 율무를 먹여서 키운 말들은 몸이 날렵하고 강해서 병이 들지 않고 하루에 천리를 달려도 지칠 줄 모른다고 했다. 그래서 선천적으로 뚱뚱한 사람이 대부분인 태음인이 많이 먹으면 몸이 가벼워진다.

살짝 볶아서 가루로 만든 다음 배고픈 생각이 들 때마다 1찻술(5g) 정도를 수시로 뜨거운 물에 타서 마시면 된다.

오래 복용하면 살빛이 하얗게 되고, 물렁하고 수분이 빠지지 않아 생긴 부기를 빼는 데에 효과를 발휘한다. 특히 대변이 묽고 식사 후에 속이 더 부룩하면서 힘이 없는 사람에게 권할 만하다. 다만 변비가 심하고 율무차를 마신 다음에 입이 마르는 사람에게는 맞지 않다.

시중에서 파는 인스턴트 율무차는 설탕이 너무 많이 들어가서 체중 감량에 적당하지 않으므로 직접 만들어 마시는 것이 좋다. 살이 많이 찐 소음인이나 소양인도 다이어트 보조요법으로 이용할 수 있으나 태양인은 절대 금한다.

• 구기자

쉽게 피로하고 공복감을 빨리 느끼는 사람에게 좋다. 차로 우려내면 색깔이 곱고 맛과 향기가 좋아서 누구나 부담 없이 즐길 수 있다. 구기자는 뼈가 약하고 허리가 아픈 사람에게 더욱 탁월하다. 특히 정신노동을 하는 사람이 마시면 윤기 있는 피부와 심신의 안정을 되찾게 될 것이다. 흰머리를 검게 하고 눈을 맑게 한다.

몸이 마르고 성질이 급하면서 쉽게 피로감을 느끼는 소양인 체질에 제격이다. 단, 감기가 있을 때나 몸이 뜨거워서 추위를 타지 않는 사람, 소화기관이 약해 설사를 자주 하는 사람은 피해야 한다.

말린 구기자를 20~30g씩 물 0.5l에 넣고 달여서 3~4회로 나눈 뒤 뜨겁게 하여 하루에 다섯 잔 이상 마시면 된다. 구기자의 약효는 아주 느리므로 효과가 나타나지 않는다고 조급해할 필요는 없다.

• 감초

단맛을 유지하고 있어서 급하고 짜증나는 마음을 진정시켜준다. 하지만 감초차를 너무 많이 마시면 수분을 함유하게 되어 붓는 수가 있다. 감초에 기운을 막아주는 성질이 있기 때문이다. 따라서 뚱뚱하고 자주 붓는 사람들은 되도록 피하는 것이 좋다. 감초의 체중 감량 효과는 뚜렷하지 않지만 다른 약의 맛을 돋우므로 같이 사용하면 좋다. 소음인에게 좋으며 소양인은 많이 먹지 않도록 주의한다.

• 모과

가을에 모과를 잘라서 말렸다가 15~20g 정도를 물 500ml에 넣고 달여서 3~5회로 나누어 마신다. 다이어트 중에 팔다리 근육이 아프고 무릎이나 허리관절이 아플 경우에 마시면 이런

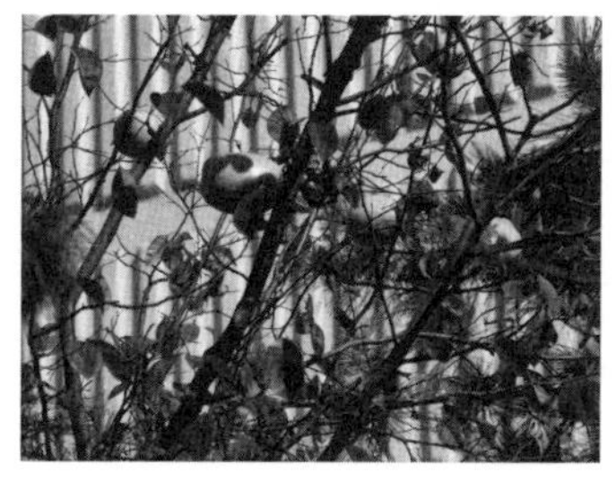

증상들이 가신다.

모과는 체내의 노폐물을 배설시키고 무기력에 빠진 사람들에게 힘을 준다. 특히 태양인에게 좋다. 그러나 속이 쓰린 사람은 웬만하면 마시지 않도록 한다.

• 마

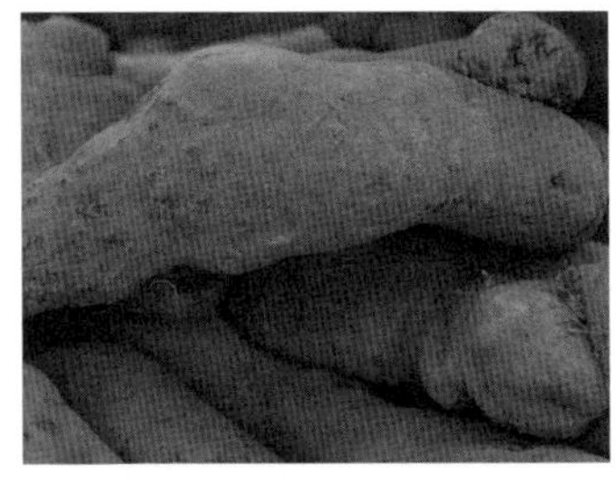

허약하여 무기력하고 자꾸 눕고 싶을 때 차로 끓여 마시면 좋다. 옛날에는 구황식품으로 사용할 정도로 전분이 많아 배고픔을 억제하는 효과가 있었다. 위가 아프고 쓰려 다이어트를 하기 어려웠던 사람에게 제격이다.

마를 살짝 볶아서 가루로 만든 다음에 5g 정도를 따뜻한 물에 타서 마시면 된다. 물을 많이 마시는 거의 모든 사람에게 권할 만하다. 태음인 가운데 대변이 되고 잠을 잘 못 이루는 사람에게 특히 좋으며, 소음인과 태양인은 마시지 않는 것이 좋다.

식욕억제 효과가 있지만 이것 하나만으로 살을 빼주는 효과는 약한 편이므로 다른 요법과 함께하는 것이 좋다.

• **칡**

칡은 몸의 뭉친 열을 풀어주기 때문에 얼굴이 쉽게 달아오르고 짜증을 자주 내는 사람에게 좋다.

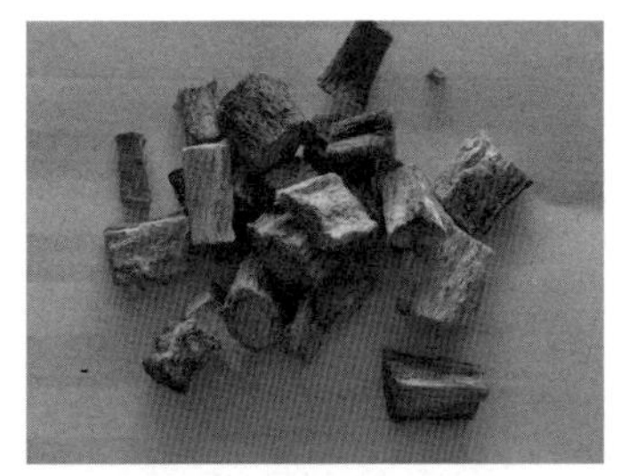

칡의 뿌리를 잘게 잘라서 말렸다가 가루로 만들어 따뜻한 물에 타서 마실 수도 있지만, 굳이 가루로 만들지 않고 차로 달여서 마실 수도 있다. 약효를 발휘하려면 하루에 15g 이상은 마셔야 하는데, 대변이 묽어지거나 설사가 일어나면 자신의 몸 상태에 맞게 양을 줄여야 한다.

시중에 나와 있는 인스턴트 칡차도 도움이 되지만, 여기엔 불필요한 전분이 많이 첨가되어 있기 때문에 다이어트 효과는 적다.

칡차는 술독을 푸는 데도 효과가 있고 갈증을 없애주며 변비가 있는 경우에도 좋다. 태음인 가운데 입이 자주 마르고 눈이 뻑뻑하며 입 냄새가 심한 사람에게 좋다. 특히 살갗이 거무튀튀한 사람이 마시면 효과를 발휘한다.

그러나 위장이 차서 구토를 하는 사람이나 감기 중에 땀을 많이 흘릴 때는 많이 마시면 좋지 않다. 칡 냄새가 거슬리는 사람은 맞지 않는 것이므로 피하는 것이 좋다. 소음인과 태양인도 피해야 한다.

• 귤껍질

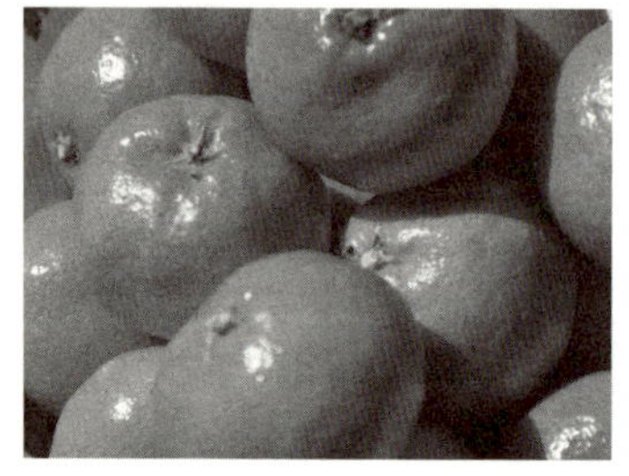

수분대사를 촉진시켜 팔다리가 많이 부어 있을 때 차로 끓여 마시면 효과적이다. 1회에 20g 정도씩 물 1,000cc에 넣고 30분 정도 달여서 복용하면 된다. 겨울철에 흔한 귤을 먹기 전에 미리 물로 씻어두었다가 먹고 난 뒤에 껍질을 말려서 사용한다.

젊은 사람보다는 나이가 들면서 체중이 서서히 증가한 사람에게 좋다. 결혼 전에는 갈대처럼 말랐던 사람이 임신이나 수술 후에 몸이 불어나는 경우가 있는데, 이때 귤껍질차가 그만이다.

소음인 중에는 변비가 심하고 입이 마르고 잠을 못 자는 사람에게 좋다. 그러나 식욕이 지나치게 좋고 식사 후 더부룩함을 느끼는 사람은 피해야 한다.

• 국화

옛날부터 향기가 좋아 선비들이 즐겨 찾던 것으로 정신적 부담이 많은 사람에게 좋다. 들국화나 노란 국화의 잎을 말려서 10~15g을 물 500~600ml에 넣고 달여서 하루 2~3회로 나누어 마신다.

태음인 가운데 꿈을 많이 꾸고 깊은 잠을 못 자는 사람에게 적당하다.

머리 아프고 몸이 붓는 데도 효과가 있다. 단, 몸이 차고 맥이 약한 사람은 피해야 한다. 설사를 하는 사람도 마시면 안 좋다.

• 미나리

미나리를 말렸다가 20g을 300~500ml의 물에 넣고 달여서 식후에 한 컵씩 마신다. 싱싱한 미나리는 녹즙으로 만들어 매일 2~3회 식후에 마셔도 좋다.

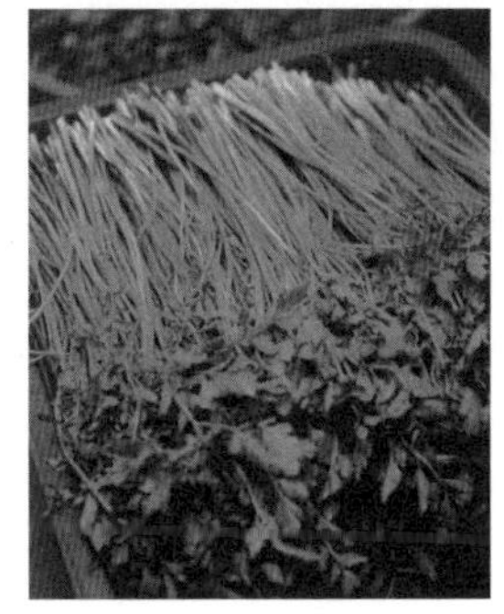

식욕이 왕성하고 입이 자주 마를 때 마시면 좋은데, 차나 녹즙을 마신 후에 소변 양이 증가하고 잠을 깊이 자는 사람에게 같은 효과를 얻을 수 있다.

소음인 가운데 열이 많은 사람에게 좋고, 열이 많은 소양인이나 태음인에게도 권할 만하다. 그러나 몸이 차고 소화력이 약해 설사를 자주 하는 사람이나 속이 더부룩한 사람은 피해야 한다.

• 방풍

방풍(防風)은 한자 뜻 그대로 바람을 막아준다는 뜻이다. 바닷바람이 많이 부는 곳에서 자라는 다년생 초본으로 건재상에 가면 쉽게 구할 수 있다.

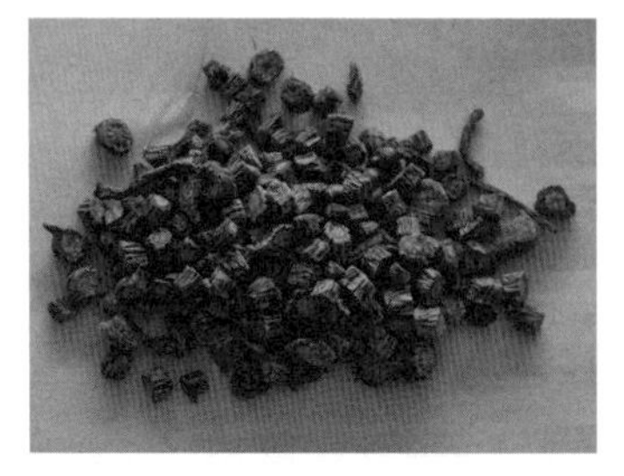

살결이 단단하고 여러 가지 방법으로 다이어트를 해보아도 체중 변화가 없는 경우에 방풍을 달여서 오래 마시면 효과를 볼 것이다. 허벅지와 어깨 주위에 살이 많아서 옷을 입어도 맵시가 나지 않고 기분 내키면 폭식을 하는 체질에게 권할 만하다.

방풍은 배추뿌리 비슷한 향이 나며, 맛이 약간 쓰면서도 담담하고 향긋하기 때문에 꽤 마실 만하다. 하루에 20g 정도를 달여서 3~4회 나누어 먹는다.

소변이 증가하고 대변이 풀리면 효과가 나타나기 시작한다. 성격이 급해 걸음걸이가 빠른 사람에게 좋다. 방풍차를 마실 때는 맵고 짜고 기름기 많은 음식을 피해야 한다. 식물성 기름도 마찬가지이다.

소양인에게 가장 좋으며 화병과 조급증, 어지럼증에도 좋다. 소화력이 약하고 입맛이 없는 소음인은 피하도록 한다.

• 뽕나무잎

서리가 내리기 전에 뽕나무잎을 따다가 그늘에 말린 것을 20~30g씩 매일 달여서 3~5회로 나누어 마신다. 향이 썩 좋지는 않지만 참고 먹을 만하다.

특히 태음인에게 좋다. 부기를 내리고 변비도 풀어지며 머리도 맑아진

다. 얼굴색이 붉으면서 입안에서 냄새
가 나고 물을 많이 마시는 사람, 고혈압
이 있거나 마른기침을 자주 하고 정서
적으로 불안한 사람도 6개월 이상 꾸준
히 마시면 서서히 체중이 감소한다.

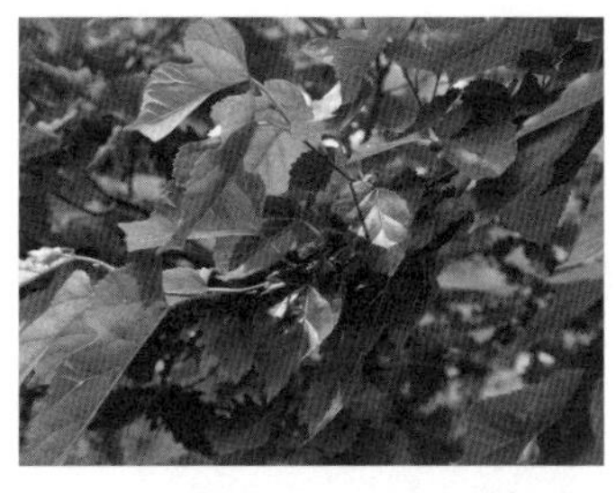

　약효가 크지 않으므로 소화기만 튼튼하다면 체질에 상관없이 무난하
게 마실 수 있으나, 간혹 이 차를 마시고 설사를 하는 사람이 있을 수도 있
다. 이런 사람은 당장 중단해야 한다.

• 말린 밤

　늦가을이나 겨울철 긴긴 밤에 일찍
저녁밥을 먹고 난 다음 속이 출출할 때
먹는 것이 바로 군밤이다. 밤은 군것질
거리로도 그만이다.

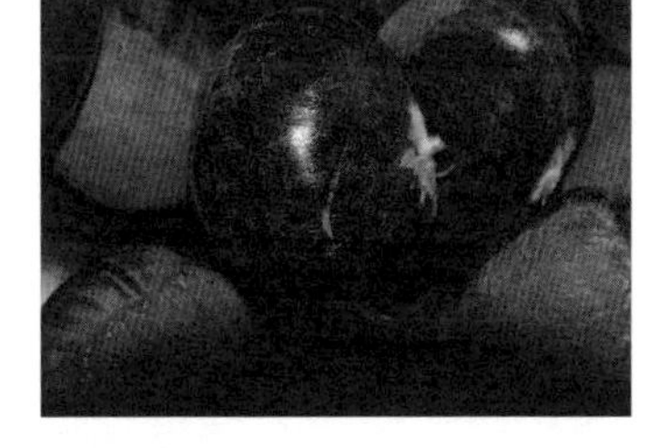

　말린 밤을 살짝 볶거나 찐 다음 가루
로 만들어 식후나 배가 고플 때 따뜻한 물에 타서 마신다. 한 번에 10개 정
도를 물 500cc에 넣고 약 30분간 달여서 차로 우려내 마셔도 좋다.

　다른 사람보다 밥을 많이 먹는데도 항상 속이 헛헛하고 허겁지겁 먹는
사람이 마시면 좋다. 부기를 내리고 물렁살을 빠지게 한다. 단, 변비가 심
하고 건율을 먹고 난 다음에 소화 장애가 있는 사람은 금해야 한다. 태음

인에게 특히 좋고, 먹어서 해로운 체질도 없다.

• 무씨

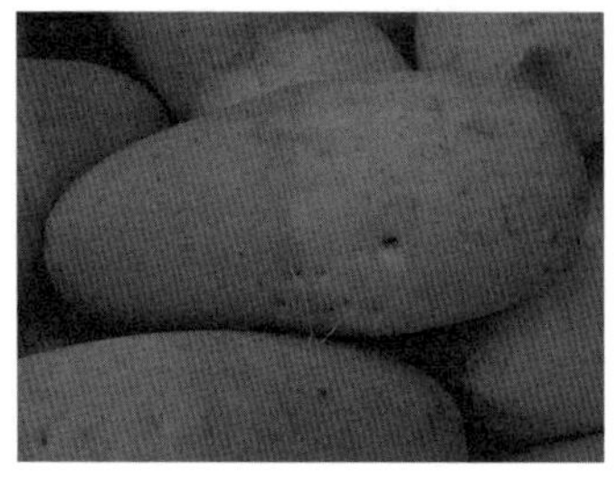

무씨를 살짝 볶은 다음에 20~30g씩 달여서 하루에 3~5회 마신다. 변비가 있고 속이 더부룩하면서 음식을 많이 먹는데도 항상 속이 헛헛해서 군것질을 자주 하는 사람에게 좋다.

단, 찬 음식이나 우유를 먹고 설사를 하는 사람과 무씨를 살짝 볶았는데도 그 냄새가 역겹게 느껴지는 사람은 몸에 맞지 않는 것이므로 피해야 한다. 무씨는 태음인 체질에게 가장 효과적이다.

• 생강

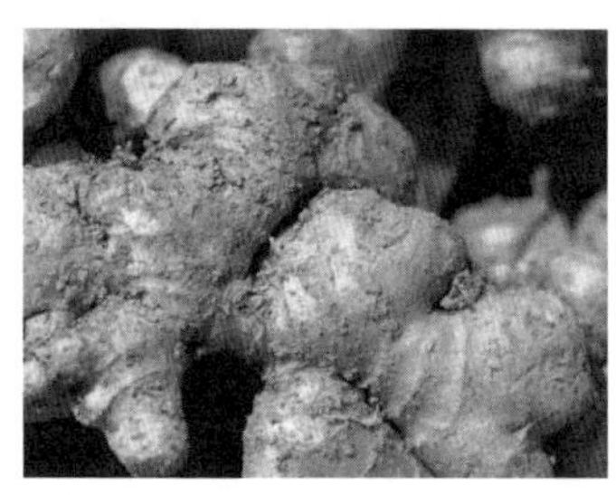

소화기관이 약한 소음인은 과거에는 살이 찐 사람이 드물었다. 하지만 요즘은 소화시키기 쉬우면서도 열량이 높은 음식이 많이 개발되어 이런 사람들도 살이 찌기 십상이다.

소음인의 경우 대개 성격이 내성적이고 활동량이 적으면서 음식도 가려 먹는 편이다. 그런데도 체중이 증가한다면 날생강이나 말린 생강(건강)을 달여 먹으면 좋다. 전체적인 몸 상태가 균형이 잡히면서 체중 조절도 된다.

생강차를 만들 때 생강이 지나치게 많이 들어가면 매울 수 있다. 하루에 30~50g의 생강에 물 600cc를 넣고 1시간에서 1시간 30분 정도 달여서 3~4회 나누어 마시면 된다.

단, 몸에 열이 많거나 입이 말라서 물을 자주 마시는 소양인과 몸이 붓고 변비가 있는 태음인은 피하도록 한다.

• 솔잎

생식을 하면서 마음을 다스리던 사람들이 즐겨 마시던 것이 솔잎차였다. 생으로 씹어서 먹기도 하고 차로 달여서 마시기도 한다. 육식을 많이 하는 사람들에게 권할 만하다.

아무 때나 화가 나고 짜증이 치솟는 경우에 심리적 안정을 얻을 수 있고, 이것저것 생각이 많아 잠을 잘 이루지 못하는 경우에도 도움이 된다. 다리가 약하고 구역질이 많이 나는 경우에도 효과를 발휘한다.

한꺼번에 너무 많은 양을 넣고 마시면 역겨울 수 있다. 한 번에 10~15g 내외의 솔잎을 물 600cc에 넣고 30분 정도 달여서 3~4회 나누어 마시면 된다.

태양인에게 가장 좋고 소양인이 마셔도 좋다. 주로 태음인이 이 차를 많이 찾는데, 엄밀히 말하면 태음인에게 솔잎차는 잘 맞지 않는다.

• 미역

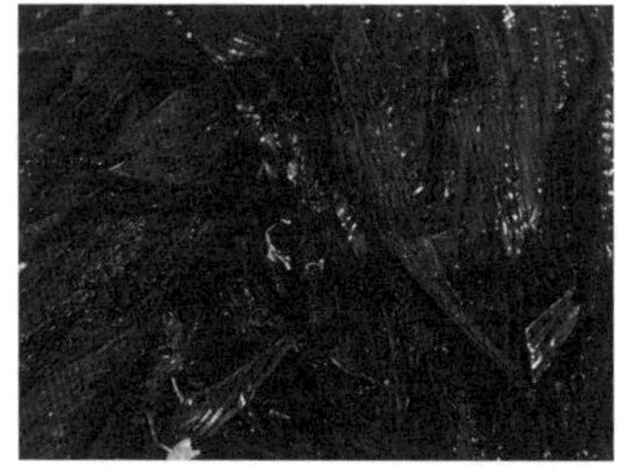

미역이나 다시마를 차가운 물에 10분 정도 담가서 소금기를 빼낸 다음에 말려서 쓴다. 하루에 20g을 물 500ml에 넣고 달여서 3~4회로 나누어 마시면 된다.

얼굴이나 팔다리가 잘 붓고 변비가 심하며 물을 많이 마시는 사람에게 좋다. 가슴이 두근거리고 피부가 거친 사람도 효과를 볼 수 있다.

미역은 성질이 차고 맛이 짜기 때문에 몸속에 열이 많은 소양인과 태양인에게 안성맞춤이다. 피부가 거칠고 잘 트는 사람은 마사지나 목욕 재료로 활용해도 된다. 단, 손발이 차고 눕기를 잘 하면서 식욕이 없는 사람은 피해야 한다.

• 옥수수수염

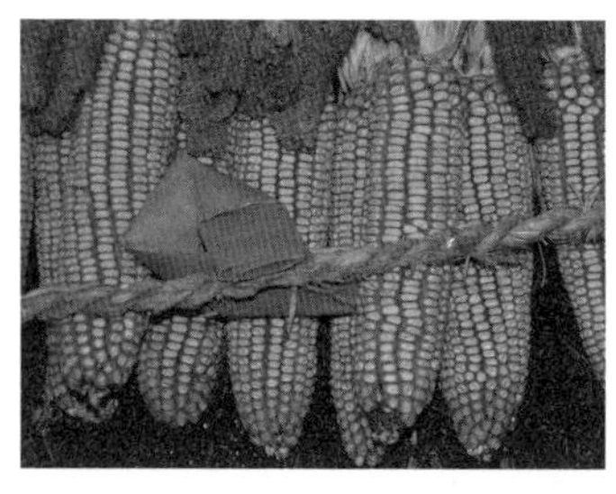

말린 옥수수수염 10~15g 정도를 물 500ml에 넣고 달여서 3~4회로 나누어 마신다.

소변 양이 적은데도 화장실에 자주 가거나, 방광이 아프고 소변 색이 붉은 사람이 마시면 좋다. 옥수수수염은 냄새가 독특한데 그 냄새가 역겹게 느껴진다면 살짝 볶은 쌀 몇 개를 함께 넣어 달이면 구수해서 먹을 만하다.

얼굴이나 손발이 부어 있는 사람은 효과를 보지만, 물을 마시면 토하는 사람이나 변비가 심한 사람에게는 좋지 않다. 소양인에게 특히 좋고 소음인에겐 잘 맞지 않는다.

깊은 잠을 자라

흔히들 잠은 침상에 누웠을 때 20분 이내에 잠이 들어야 하고, 중간에 깼다고 하더라도 30분 이내에 다시 잠이 들어야 숙면을 취했다고 볼 수 있다.

100만 명을 대상으로 연구한 결과 사망률이 가장 낮은 사람들은 하루 평균 7시간 잠을 잔다. 7시간보다 1시간 적게 자거나 많이 자는 사람은 사망률이 10~15%씩 증가했다. 잠을 하루 6시간 미만으로 적게 자는 사람은 고혈압이 2배 이상 걸리고, 하루 7시간 자는 사람에 비해 심장의 관상동맥질환도 1.3배 더 걸리는 것으로 나타났다.

잠은 바쁘게 살아가는 사람들에게는 가능하면 줄여야 하는 것이지만 의외로 좋은 기능도 많다. 낮에 만들어진 피로 물질들을 없애주고, 떨어진 에너지를 보충해주며, 균형이 어그러진 신체와 뇌의 기능을 정상적으로 만들어준다. 또 잠자는 동안 마음의 고통도 많이 줄어든다. 생존을 위해 견뎌야 하는 각종 스트레스들이 잠자는 동안에는 꿈이라는 수단을 통해 대부분 해소되고, 성장기의 어린이들은 성장호르몬이 분비되면서 키가 자랄 수 있도록 도와준다.

따라서 잠은 없어서는 안 될 중요한 요소이고, 몸과 마음의 상처를 보듬어주는 수호천사 같은 역할을 한다. 그리고 깊고 편안한 잠을 자고 일어나면 심리적 안정과 함께 몸의 에너지도 보충되면서 몸도 따뜻해진다.

사람은 에너지가 충만해야 활동량이 증가하고 기분 좋게 일을 시작할 수 있다. 깊은 잠을 이루지 못하는 사람들은 따뜻한 차를 마시거나 입천장을 자극해서 침을 자주 삼키는 것이 좋다.

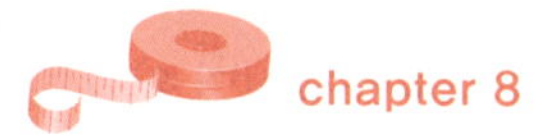

chapter 8

체질 처방이 좋다

모든 사람에게 똑같이 좋은 약은 없다

어느 해 여름, 충남 도고온천 진입로에 있는 수백 그루의 살구나무들이 때 아닌 수난을 당했다. 다 익지 않은 살구 열매를 매실로 오해한 관광객들이 열매를 다 따가고 껍질까지 벗겨 간 것이다.

당시 드라마 〈허준〉이 한창 인기리에 방영되고 있었는데, 극중에서 매실로 역병을 치료하는 장면이 나오자 온 나라에 매실 열풍이 분 것이다. 매실 음료나 매실주, 매실 농축액, 매실 정과 등이 불티나게 팔리고 매실 재배 농민들은 뜻밖의 목돈을 손에 쥐게 되었다.

그렇다면 매실을 찾아 먹은 그 모든 사람들이 다 효과를 보았을까? 정답은 '아니오'이다.

매실은 구연산, 사과산, 무기질이 풍부해 피로회복과 정장작용에 탁월한 효능이 있다. 그러나 매실의 주요 성질은 폐기능을 활성화시켜 원기를 회복시키는 것이므로 선천적으로 폐기능이 허약한 태음인에게는 큰 도움이 되지만, 소음인에겐 약간만 좋고, 소양인에겐 오히려 조금 거북한 감이 있으며, 태양인은 절대 금물이다.

매실은 폐를 보호해주는 약인 '공진흑원단'(拱辰黑元丹)의 주요 재료인데, 이것은 어디까지나 태음인을 위한 약이다.

한때 한반도를 평정했던 알로에도 비슷한 경우이다. 지금은 그 열기가 식었지만 집집마다 무슨 만병통치약처럼 재어놓고 시도 때도 없이 알로에를 먹는 사람들이 많았다.

《동의보감》에 따르면 알로에는 성질이 차기 때문에 위기능이 약하거나 설사를 자주 하고 음식을 잘 못 먹는 사람은 피해야 할 약이다. 주된 치료 대상은 몸에 열이 많아서 음식을 아주 많이 먹지만 실제로 몸이 수척한 사람과, 화상으로 피부가 화끈거릴 때 사용하면 좋다.

소양인이나 태음인처럼 신체 기능이 항진된 사람들에게는 잘 맞지만 소음인처럼 위장 기능이 약하고 몸이 찬 사람에게는 오히려 해가 된다.

예전에도 쇠뜨기풀이니 해당화니 하는 식으로 유행이 돌곤 했다. 하지만 모든 사람에게 똑같이 좋은 약은 없다. 같은 약이라고 해도 체질에 따라 득이 되기도 하고 실이 되기도 하는 것이다.

앞으로 소개할 약들은 10일 분량을 기준으로 하고 있으므로, 달인 후에는 커피 잔으로 2/3 정도를 한 회 분량(110ml)으로 해서 마신다.

이에 앞서 주의할 점은, 약을 선택하기 위해서는 한의사의 진단이 필요하다는 것이다. 한약도 양약과 마찬가지로 약이라는 점을 명심해야 한다. 그리고 앞으로 기술할 약들은 단순한 체중 조절보다는 몸의 건강을 회복하는 데 중점을 두었다. 건강하다는 것은 적당한 체중을 유지한다는 것이고, 또 살을 빼는 일도 건강해야 할 수 있는 일이기 때문이다.

태음인은 기운의 순환을 돕고 뱃속 허전함을 채워주는 약을 쓴다

태음인 치료의 주안점은 특유의 왕성한 식욕을 억제하고 뱃속의 허전함을 채워주는 데 둔다. 따라서 억지로 식욕을 참아야 하는 괴로움이 있어서는 안 된다. 기운의 순환을 좋게 하는 약재를 써서 건강을 유지하면서 살을 빼야 한다.

치료를 시작하면 먼저 몸이 가벼워지고 잠이 줄어든다. 기운이 없어 틈만 나면 눕고 기대고 하던 사람이 몸이 가벼워지게 되므로 움직임이 활발해진다. 움직임이 많아지니 에너지 소모가 늘어나고, 몸이 점점 가벼워지는 것을 느끼게 된다.

그리고 밤에 깊은 잠을 잘 수 있어 낮에 졸리는 현상이 없어진다. 특히 몸이 무거워서 책상 앞에 앉기만 하면 졸던 학생들은 상쾌한 기분으로 공부할 수 있어 성적이 올라간다. 중년의 부인들은 피로가 사라지고 일할

의욕이 난다고들 말한다.

두 번째로 위가 튼튼해진다. 살찐 사람의 대부분은 밥을 먹고 나면 속이 더부룩하여 트림을 자주 하게 마련이다. 하지만 소나 양의 되새김질 같던 이런 증상이 없어지면서 속이 한결 편안해진다. 위가 튼튼해지면 음식 욕심을 더 부릴 것이라고 생각하기 쉬운데 실은 그 반대이다. 음식 앞에서 자제력이 생겨 냉장고를 여닫는 횟수가 현저하게 줄어든다.

세 번째로 과식을 하면 반드시 후회한다는 점이다. 음식을 적게 먹으면 속이 편안한데 많이 먹게 되면 속이 부대끼는 것을 느끼는 것이다. 이런 후회가 많아질수록 점점 음식의 포로에서 탈출할 수 있게 된다. 심한 경우는 과식한 후에 설사를 하기도 한다.

네 번째로 몸이 붓지 않는다. 뚱뚱한 사람의 공통적인 증상은 피로하거나 많이 먹고 나면 몸이 붓게 되는데 이러한 증상이 사라진다. 이뇨제를 먹은 것처럼 편안하고 얼굴이 탄력 있어 보인다. 그리하여 기운 순환이 잘 이루어지면 부기는 저절로 빠지게 된다.

• 청폐사간탕

살집이 단단하고 맥이 강한 사람에게 적당하다. 간의 기운을 맑게 하고 폐를 정화시킨다. 특히 변비가 있고 입이 잘 마르는 사람에게 좋다.

갈근 300g, 고본 · 황금 각각 160g, 길경 · 나복자 · 승마 · 대황 · 백지를 각각 80g씩 한꺼번에 달여 놓고 하루에 3회씩 10일 동안 마신다.

• 청심연자탕

여기서 청심은 우황청심원의 그 청심이다. 마음을 맑게 하고 기억력을 회복시켜준다. 소변을 잘 나오게 해서 부기를 가라앉히는 효능이 있다. 꿈을 많이 꾸면서 가슴이 잘 두근거리는 사람이 복용하면 좋다.

연자육 · 산약 160g씩, 맥문동 · 천문동 · 원지 · 석창포 · 산조인 · 용안육 · 황금 · 나복자 · 백자인 각각 80g, 감국 20g을 한꺼번에 달여서 하루에 3회씩 10일 동안 마신다.

• 태음조위탕

청폐사간탕이나 청심연자탕을 복용하고 나서 별다른 효과가 없는 경우라 해도 이 처방으로 좋은 효과를 보는 사람이 많다.

이 약은 태음인의 과도한 식욕을 조절해준다. 속이 더부룩하면서 다리에 힘이 없고, 대변이 묽은 사람에게 좋다. 특히 얼굴색이 희면서 누런 사람에게 효과적이다.

단, 잠을 깊이 이루지 못하거나 변비가 있는 사람은 먹지 않도록 한다. 만약 이 약을 먹고 나서 변비가 생기거나 입이 마르고 잠을 이루지 못하면 중단해야 한다.

의이인 · 건율을 각각 240g, 나복자 120g, 맥문동 · 오미자 · 석창포 · 길경 · 마황을 80g씩 넣어 한꺼번에 달여서 하루에 3회씩 10일 동안 마신다.

• 조위승청탕

마음을 안정시키는 효과가 탁월하고 식욕을 억제하는 기능은 태음조위탕과 같다. 다른 점은 잠을 깊이 자지 못하는 사람도 조위승청탕은 복용할 수 있다는 것이다.

체중 조절에 매우 효과적이다. 몸의 신진대사를 촉진하되 기초대사량을 올리기 때문에 점진적으로 몸이 가벼워진다. 설사가 나거나 대변이 묽은 사람에게 좋은데, 이 약을 먹고 나서 변비가 생기면 중단해야 한다.

의이인과 건율을 240g씩 넣고 나복자 120g과 맥문동 · 천문동 · 오미자 · 석창포 · 원지 · 길경 · 용안육 · 산조인 · 마황을 각각 80g씩 한꺼번에 달여서 하루에 3회씩 10일 동안 마신다.

소음인은 찬 속을 데워주는 약을 쓴다

소음인은 대개 너무 말라서 걱정이다. 살 좀 쪄봤으면 하는 사람들이 바로 소음인이다. 그러나 이런 사람들도 몸이 아프거나 수술을 받고 난 뒤에는 기초대사량이 줄면서 살이 찌기도 한다.

특히 피임 수술을 받고 나이가 들면서 살이 찌는 경우가 많다. 이런 소음인들은 많이 먹고 나서 소화를 시키지 못해 소화제를 먹고 억지로 토하기도 한다.

소음인들의 체중 조절에 도움이 되는 처방은 향사양위탕, 곽향정기산, 십이미관중탕이 있다. 이것은 소음인의 찬 속을 데워주며 기운 순환을 좋게 해준다.

• 향사양위탕

이름 그대로 위의 기능을 향상시키는 약이다. 식사한 다음에 속이 더 부룩하면서 소화가 잘 안 되는 사람에게 자주 처방하는 명방이다. 대체로 손발이 차가운 사람에게 효과적이고 몸이 붓거나 변비가 있는 사람에게도 좋다.

만약 이 약을 먹고 나서 식욕이 더 증가하면 체질에 맞지 않거나 병증이 적당하지 않은 것이므로 복용을 중단하도록 한다.

인삼 · 백출 · 백작약 · 반하 · 향부자 · 진피 · 건강 · 산사육 · 사인 · 백두구 · 자감초 · 생강 · 대추를 각각 80g씩 한꺼번에 달여서 하루에 3회씩 10일 동안 마신다.

• 곽향정기산

방아풀과 차조기가 주요 성분이다. 설사를 하고 속이 울렁거리는 경우에 복용하면 좋으며, 몸이 무겁고 움직이기 싫거나 만성적으로 피로할 경우에도 효과적이다.

움직이기 싫어하던 사람이 이 약을 복용하고 나면 활동적으로 변하고,

대변과 소변이 잘 나오고 깊은 수면을 취할 수 있으며 긍정적으로 사고하는 경우가 많다. 몸의 기운 순환이 좋아져 체중도 줄어들게 된다. 몸이 약해서 우울하거나 꿈을 많이 꾸는 경우에도 효과적이다.

곽향 120g, 자소엽 80g, 창출 · 백출 · 반하 · 진피 · 청피 · 대복피 · 계피 · 건강 · 익지인 · 자감초 · 생강 · 대추를 각각 80g씩 한꺼번에 달여서 하루에 3회씩 10일 동안 마신다.

• 십이미관중탕

12가지 약재로 구성되어 있으며, 속을 편안히 한다는 뜻을 가진 한약 처방이다. 매운맛이 약간 나지만, 몸이 붓고 양기가 부족하여 소변이 잘 나오지 않거나, 혹은 변비가 심해서 좀처럼 화장실에 못 가는 사람에게 효과가 그만이다.

뱃속이 불편하면 몸이 무거워서 움직이는 게 귀찮아지는데, 이럴 때 이 처방이 효과를 본다. 소변 양이 증가하거나 몸이 가뿐해지면 몸에 잘 맞는다는 표시이다. 그러나 입이 마르고 잠을 깊이 자지 못하면 맞지 않는다는 뜻이므로 중단하는 게 좋다.

백하수오 · 적하수오 · 건강 · 양강 · 진피 · 청피 · 대복피 · 향부자 · 익지인 · 후박 · 지실 · 당목향 · 생강 · 대추를 각각 80g씩 한꺼번에 달여서 하루에 3회씩 10일 동안 마신다.

태양인은 기운을 안으로 모아주는 약을 쓴다

태양인은 대개 마른 체격을 가지고 있다. 그러나 병이 들거나 몸 상태가 좋지 않으면 살이 찌기도 한다. 특히 생활이 불규칙적이거나 술을 많이 마실 때, 출산이나 유산 후에 몸조리를 제대로 하지 못했을 때 살이 많이 찐다. 이런 태양인들은 나이가 들면서 몸이 아플 수 있기 때문에 미리 다이어트를 해두는 것이 좋다.

태양인들의 체중 조절에 도움이 되는 처방은 오가피장척탕과 미후등식장탕이 있다. 이 처방들은 신체 내부 장기의 기능을 튼튼하게 하여 흡수 기능을 좋게 해주고, 신체 밖으로 지나치게 에너지가 배출되는 것을 막아준다.

● 오가피장척탕

허리와 무릎이 약하여 운동량이 부족한 사람, 감기를 달고 사는 사람에게 적당한 처방이다. 이들은 음식을 가리지 않고 먹어도 의외로 감기를 자주 앓는 사람이 많다. 만약 이 약을 먹고 나서 소변이 제대로 나오지 않거나 허리가 더 아픈 경우에는 음용을 중단해야 한다.

오가피 320g, 모과 · 청송절 각각 160g, 포도근 · 노근 · 앵도육 각각 80g, 메밀 10큰술을 한꺼번에 달여서 하루 3회씩 10일 동안 마신다. 청송절이 없으면 소나무잎으로 대신한다.

• 미후등식장탕

미후도는 다래를 말하는데 다래를 구하기 힘들면 다래나무 줄기나 키위를 대신 사용해도 된다. 속이 자주 울렁거리고 때때로 음식이 넘어오는 경우에 복용하면 좋다.

속이 헛헛해서 음식을 많이 먹는 태양인이나 배가 고프면 움직이기조차 힘들 정도로 맥이 약한 사람에게 적당한 처방이다. 성인병이나 허약한 태양인의 에너지를 보강해서 운동을 통해 체중이 줄어들도록 작용한다.

미후도 320g, 모과 · 포도근 각각 160g, 노근 · 앵도육 · 오가피 · 송화 각각 80g, 저두강 10큰술을 한꺼번에 달여서 하루에 3회씩 10일 동안 마신다.

소양인은 창자를 맑게 해주는 약을 쓴다

기운이 좋고 건강한 소양인은 쉽게 뚱뚱해지지 않는다. 아무리 먹어도 살이 찌지 않는 사람들이 소양인이다. 그러나 이들도 몸 상태가 나빠지면 살이 찐다.

평소에 많이 움직이다가 아프면 활동량이 줄어들뿐더러 기운 순환도 나빠지기 때문이다. 그래서 병원에 입원한 다음이나 수술 후에 특히 살이 찌는 경우가 많다.

여성 가운데는 임신 중 체중이 분만 후에도 그대로 자신의 몸무게가 되는 경우가 많다. 또 소양인은 성질이 나고 스트레스를 받으면 평소보다 많이 먹는 경향이 있으므로 마음을 안정시키는 것도 필요하다.

이와 같이 소양인은 일단 몸이 건강해야 다이어트를 쉽게 할 수 있다. 다이어트 중에 감기나 몸살에 걸려서 움직임이 둔하면 도로 살이 붙기가 쉬우므로 우선 건강부터 회복해야 한다.

소양인의 치료는 창자를 맑게 하는 것을 위주로 한다. 성질이 서늘해서 음기를 도와주는 약이 좋으며, 이때 약을 데워 마시면 오히려 양기를 보강해주게 되므로 좋지 않다. 소양인의 처방에는 양격산화탕, 형방지황탕, 독활지황탕이 있다.

• 양격산화탕

김대중 전 대통령의 호로 잘 알려진 인동(忍冬)의 줄기가 양격산화탕의 주된 약재이다. 몸에 열이 많은 사람에게 효과적이다. 가슴속에 쌓인 열기를 풀어주고 훑어주는 처방이다.

살이 찌면서 얼굴에 여드름이 많이 나고, 가슴에 화(火)가 많아서 불면증이 있거나 입이 쓰고 목구멍이 마르며 자주 짜증을 내고, 변비가 있으면서 아무리 먹어도 허기가 달래지지 않는 사람에게 효과적이다.

만약 몸이 차거나 소화기관이 약한 경우에는 이 약의 냄새가 싫어질 수도 있다. 약을 먹고 나서 설사를 하거나 소화가 되지 않으면 복용을 중단해야 한다.

생지황 240g, 연교·인동 각각 160g, 치자·박하·지모·석고·형개·방풍을 각각 80g씩 한꺼번에 달여서 하루에 3회씩 10일 동안 꾸준히 마신다.

• 형방지황탕

음기가 부족하면 허리가 아프면서 몸이 부을 수 있다. 그러면서 편두통이 자주 나타나 어지럽고 귀울림까지 생기기도 한다. 소양인 가운데 이런 증세를 앓고 있는 사람에게 꼭 알맞다.

약간 신맛이 나지만 허리와 방광, 콩팥, 자궁의 기능을 도와주기 때문에 음기가 약하여 소변을 자주 보는 남녀에게 모두 효과적이다. 효과를 보는 경우에는 먼저 소변 양이 증가한다. 만약 복용 후에 대변이 딱딱하게 굳어져서 변비가 생기면 중단해야 한다.

숙지황·산수유·복령·택사를 각각 160g, 차전자·형개·방풍·강활·독활을 각각 80g씩 한꺼번에 달여서 하루에 3회씩 10일 동안 꾸준히 마신다.

• 독활지황탕

속이 더부룩하면서 살이 찌거나 식욕이 지나치게 왕성한 경우에 효과적이다. 배고픔을 참지 못하고 허겁지겁 먹는 사람이나, 오후가 되면 열이 얼굴 위로 후끈 달아오르는 경우, 속이 쓰리고 방귀가 자주 나오면서 대변의 모양이 좋지 않고 소변을 자주 보는 사람에게 좋다.

만약 이 약이 맞지 않으면 소화가 되지 않아서 속이 더부룩하고 대변이 묽어지거나 설사를 하게 된다. 맛은 시큼하면서도 약간의 향기가 있다. 목단꽃의 뿌리껍질이 이 향을 만들어내기 때문이다.

숙지황 300g, 산수유 160g, 복령·택사 각각 120g, 방풍·독활·목단피 각각 80g을 한꺼번에 달여서 하루에 3회씩 10일 동안 마신다.

| 건강칼럼 |

살이 빠질 때 우리 몸은 어떤 상태가 될까?

체중 감소 초기에는 지방뿐 아니라 불안정한 지방조직이 움직인다. 체중 감소가 더 진행되면 지방조직은 서서히 없어지기 시작한다. 그리고 당뇨병에서 볼 수 있는 글루코스 과민 현상이 감소된다. 관상동맥의 혈류 순환이 좋아지면서 심장의 운동이 줄어든다. 어떤 환자는 체중이 줄어들면서 혈압이 떨어지는 경우도 있지만 다른 영향들은 대단치 않다.

소금과 물이 서로 작용하는 성질 때문에 다이어트 중에 소금 섭취를 줄이면 우리 몸 속에서 보유하고 있는 물의 양이 줄어들어 체중이 더욱 쉽게 빠질 수 있다.

많이 씹어라!

천천히 먹을수록 배부르다는 느낌을 빨리 느끼며 살도 덜 찌게 된다. 미국 남성잡지 《맨즈헬스》의 분석 자료에 따르면 "과체중인 사람은 음식을 삼킬 때까지 평균 12번을 씹는 데 비해 평균 체중인 사람은 14번을 씹으며, 마른 체격의 소유자는 15번을 씹은 다음에 삼킨다"라고 보도했다. 또 영국인들은 샌드위치를 먹을 때 평균적으로 6번을 씹고 삼킨다. 음식을 빨리 삼키면 비만을 부추길 수 있는데, 음식을 오래 씹을 경우 뇌의 식욕 중추는 배가 부르다는 신호를 빨리 받게 된다.

미국의 《임상영양학 저널》(Journal of Clinical Nutrition) 2011년 7월호에는 스테이크를 15번 씹고 삼키는 것보다 40번 정도 씹고 삼키면 배가 부르다고 느껴서 칼로리 섭취가 12%나 줄어들며, 이런 습관을 1년 동안 지속하면 평균 11kg의 감량이 가능하다는 연구 결과가 보도됐다.

연구팀은 식사 후 90분이 지나서 혈액 샘플을 채취해 식욕촉진 호르몬인 그렐린(ghrelin)의 혈중 수치를 측정한 결과 15번씩 씹었을 때보다 40번씩 씹었을 때가 그렐린 수치가 훨씬 낮아진 것을 밝혀냈다. 다만 우리나라의 일반적인 식단에는 국이나 과일처럼 오랫동안 씹어 먹을 수 없는 음식이 있기 때문에 씹는 횟수를 늘린다고 해서 줄일 수 있는 체중은 이보다는 훨씬 작을 것으로 추정된다. 하지만 어쨌든 많이 씹으면 체중이 줄어든다는 점은 사실로 확인되었다.

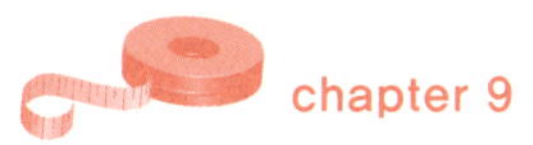

서양에서 더 알아주는 침

빌 코스비가 살을 뺀 비결

미국의 유명한 코미디언 빌 코스비는 침 치료로 살을 뺀 대표적인 경우이다. 일주일에 한 번씩 16개의 침을 귀와 배에 맞는 식으로 치료를 해서, 105kg의 거구에서 82kg의 정상 체중으로 돌아왔다. 그가 받은 침 치료는 식욕을 억제하고 신진대사를 빠르게 하여 지방 분해를 촉진하는 원리였다.

이미영(가명) 씨는 이제 새내기 여대생인데, 키 163cm에 몸무게가 67kg이었다. 대학에 들어가면서 다이어트를 해 62kg까지 감량하긴 했지만 식욕이 너무 좋아서 더 이상 진전은 없었다.

이 여학생은 살결이 물렁물렁하면서 힘이 없고 걸으면 다리가 무거워서 자주 앉아서 쉬어야 했다. 게다가 보름에 한 번씩은 감기를 앓을 만큼 건강하지도 못했다. 잠도 하루에 8시간 이상을 자지 않으면 하루 종일 머리가 아프고 시도 때도 없이 하품을 했다.

이 학생은 태음인으로 맥이 약하고 대사율이 낮기 때문에 기운을 보강하고 대사율을 높여주는 것이 가장 필요했다. 일주일에 두 번씩 침 치료를 하면서 조위승청탕을 처방했다. 일주일에 1kg씩 살이 빠지면서 12주 만에 10kg이 빠져 52kg의 이상적인 몸무게가 되었다. 물론 1년이 지난 뒤에도 그 몸매를 여전히 유지하고 있었다.

지방 대사를 촉진시키는 이침

|

귓바퀴에 놓는 침을 이침이라고 한다. 적은 비용으로 큰 효과를 보기 때문에 침 치료법 중에서도 가장 인기가 좋다. 비만인 사람의 위 활동을 약화시켜 식후 소화 속도를 지연시키고 소화, 호흡, 심혈관 및 내분비 이상을 치료해준다.

또한 지방 대사를 촉진시키고 열량을 증가시켜 축적된 지방을 소모하여 비만을 제거한다. 기혈을 조화시키고 경맥을 원활하게 소통시켜 정상적인 조절 기능을 회복하게 만들어 인체가 비만을 다스릴 수 있도록 도와준다.

하지만 치료 효과가 오래가지 않고 치료를 중단하면 다시 체중이 증가하는 경우가 종종 있다. 이럴 때는 한두 달 후에 다시 한 번 시행하는 것이 바람직하다.

일주일에 두 번씩 좌우측의 귀에 교대로 두세 곳의 혈을 잡아 침을 놓는다. 70% 정도가 효과를 보는 것으로 보고되고 있다. 이침혈에 침 대신 백개자나 왕불유행의 씨를 써도 된다. 매일 2~3분간 꾹꾹 눌러주면 된다.

• 이침 치료를 할 때 주의사항

- 일주일에 두 번이 가장 좋다.

- 침을 붙이고 있을 때 붓거나 화끈거리고 아픈 것은 염증이 생긴 것이므로 바로 침을 빼야 한다. 천 번에 한 번 정도로 이런 부작용이 발생할 수 있다.

- 침 치료 중에는 임신 가능성이 높아지므로 피임에 신경 써야 한다.

- 침 치료 초기에는 일시적으로 생리 불순이 올 수 있으나 걱정할 필요는 없다.

- 하루에 4~5회 정도 침을 붙인 곳이나 혹은 침을 맞은 자리를 꼭꼭 눌러준다.

- 침을 꽂은 채 잠을 자도 괜찮다. 왜냐하면 귓바퀴에는 근육조직이 없고 단순한 연골조직만 있으며, 침의 구조상 깊이 들어가는 경우가 없기 때문이다.

- 물에 닿아도 상관없으므로 수영이나 목욕을 할 수도 있다.

통증이 적고 효과 많은 체침

|

다른 부위보다 통증이 적고 효과적이며, 배꼽 주위에 놓는 침이다. 중완, 상완, 천추 주위에 10개 정도의 침자리를 잡아 약한 자극을 준 다음 전침을 연결해서 20~30분간 침을 놓는다. 일주일에 1~2회가 적당하다. 배에 놓는 침은 위의 기능을 정상화시키면서 배고픔을 없애고, 배 부위에 정체되어 있는 기운의 순환을 좋게 하여 몸을 가볍게 만든다.

특히 배에 지방이 많은 사람은 천추, 대횡, 기해, 관원혈을 선택하여 매일 한 번씩 교대로 놓으면 더 좋은 효과를 볼 수 있다.

아랫배 지방엔 전기침 지방분해술

|

아랫배가 나온 사람에게 가장 효과적인 것이 전기침이다. 침을 옆으로 비스듬히 놓아 15, 20, 25, 30, 35, 40Hz의 주파수 가운데 선택하여 1~3mA를 한 시간 정도 놓는다. 근육조직이나 신경 분자에 침 끝이 닿으면 근육에 경련이 일어나는데, 지방조직일 경우는 통증이 약하지만 모세혈관이나 수술을 한 적이 있는 조직일 경우에는 통증이 심하다.

처음에 1mA를 통과시켰다가 5~10분이 지난 후 자극이 줄어들면 서서히 전류의 양을 늘리면서 지방질 분해를 극대화시킨다. 단, 결혼하지 않은 여성들은 아랫배의 지방이 적기 때문에 주의해야 한다. 피하 출혈이 발생할 수 있지만 열흘 정도 지나면 자연적으로 없어지기 때문에 걱정할 정도는 아니다.

침의 깊이는 지방의 비율에 따라 다르지만 대략 복부 둘레가 90cm 이상이면 5~8cm를 삽입하는 것이 적당하다. 한 번 시술에 평균적으로 1.5~2.0cm가 빠진다. 10회 시술에 2~3인치가 줄어들어도 체중은 크게 감소되지 않는다. 그러므로 전기침 지방분해술과 함께 식이요법을 병행 하면 효과적인 다이어트를 할 수 있다.

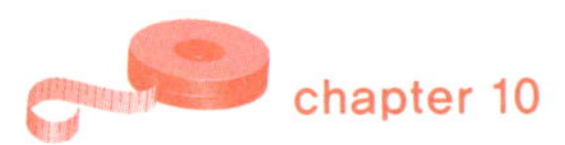

chapter 10

한방병원의 살 빼기 프로그램

건강 치료 비만클리닉

한방의 장점은 빠른 효과보다는 몸에 부담을 주지 않고 서서히 건강을 회복하면서 치료한다는 것이다. 우스갯말로 '수술은 잘 되었는데 깨어나지는 않았다'라는 식의 걱정은 하지 않아도 된다는 것이다.

필자의 클리닉을 찾은 환자 461명을 대상으로 통계를 내본 결과, 이들 가운데 70%가 목표 달성을 이룬 것으로 나타났다. 주로 12주 프로그램을 실시하는데, 어떤 사람은 1개월 만에 성공하기도 하고, 늦는 경우에는 4~5개월이 걸리기도 했다. 하지만 대체로 4주에 2.3kg이 감량되는 결과가 나타났다.

체질 판별부터 시작

맨 처음 한방 비만클리닉에 가면 그 사람의 체질부터 판단한다. 기준이 되는 것은 외형적인 특징이나 성품, 음성, 평소 생활습관이다.

물론 환자들은 의사가 그런 것을 살핀다는 사실을 모른다. 그런 다음 오장육부 중에서 어느 쪽이 약하고 어느 쪽이 지나친지를 살핀다. 의사는 대충 치료 계획을 머릿속으로 그려가면서 팔다리와 배의 살결을 비교해보고 맥을 살펴서 한 번 더 점검을 한다.

이런 정도만 살피면 체중이 쉽게 빠질지 그렇지 않을지를 어느 정도 예상할 수 있다. 그런 다음 치료 기간을 정하고, 어떤 치료법을 적용시킬지를 구상한다. 대체로 3개월 동안 어느 정도의 체중을 감량하는 것이 건강에 가장 도움이 될까를 기준으로 판단한다.

치료는 침 치료와 한약 치료를 병행하는데, 음식 조절도 함께 지도한다.

침 치료

침 치료는 일주일에 2회 시술이 일반적이다. 침의 효과는 사흘쯤 지속되기 때문이다. 이침은 한쪽 귓바퀴에 4~5개씩 놓는다. 한쪽에는 길이 7~8mm의 침을 붙여두고, 반대편에는 일반적으로 많이 사용하는 침을 찔렀다가 20분 후에 뺀다. 팔다리에는 한쪽에 4개씩 모두 8개의 침을 놓으며 20분 동안 치료한다. 또 복부에는 4~6개의 침을 놓고 적외선 등을 쪼이거나 낮은 주파수의 경피자극 치료기를 연결해서 흔들어준다.

침 치료의 효과는 매우 빨라서 치료받은 시간부터 식욕이 줄어들고 몸이 가벼워지는 것을 느낄 수 있다. 경우에 따라서는 속이 울렁거리면서 어지럽기도 하고 명치 끝이 더부룩한 느낌을 받을 수도 있다. 그러나 2주 정도만 지나면 아무런 이상을 느끼지 않는다.

침 치료법은 약물을 주입하는 것과 달리 부작용을 염려할 필요가 없기 때문에 특히 서구에서 인기가 많다. 침은 초기에 효과가 강한 것이 특징이다. 일반적으로 초등학생들이나 어린아이에게는 시행하지 않는 것이 바람직하다.

치료비는 1회에 1만 원가량 든다.

약물 치료

약물 치료는 초기에는 매일 3회씩 복용하다가 석 달 이후에는 하루 2회 정도로 줄이고, 장기적으로는 1일 1회 복용을 원칙으로 한다. 강한 약재를 쓰지 않고 대부분 식품으로도 사용되는 수준의 약재를 사용하므로 장기간 복용하더라도 큰 부작용을 낳지 않는다.

약물 치료의 효과는 사람에 따라 매우 다양하게 나타난다. 많은 사람들이 피부 이상, 변비, 수면 장애, 소화 장애, 피로감, 복통, 설사, 우울증, 가슴 두근거림 등을 느낄 수 있다.

이것을 '명현반응'이라고 하는데, 대부분 며칠만 지나면 사라진다. 만약 이 증세가 계속되면 맞지 않는 것이므로 복용을 중단해야 한다. 아무리 한약이라고 해도 어디까지나 약이라는 것을 명심해야 한다.

초등학생이나 어린아이는 어른들의 복용량을 기준으로 1/2 또는 1/3씩 복용하게 한다.

사용하는 약재의 종류에 따라 다르지만 10일분을 기준으로 했을 때 대략 20만 원 정도가 든다.

뜸 치료

|

몸의 온도를 올리기 위해 가장 효과적이면서 간편한 것이 바로 뜸 치료이다. 뜸은 주로 몸이 찬 곳에 열을 가하는 방식으로, 우리 주위에서 흔히 볼 수 있는 쑥을 재료로 해서 열을 가하게 된다.

이때 피부에 손상을 주는 직접 뜸과 상처를 주지 않는 간접 뜸 두 가지 방식이 있는데, 요즘은 간접 뜸을 많이 이용한다.

주로 신궐혈(배꼽)에 화상을 주지 않는 커다란 뜸을 떠서 차가운 아랫배의 온도를 올려주는 치료를 하게 된다. 매주 1~2회, 한 번 뜸을 뜰 때 20분 정도 자극하면 3개월 후에 많이 호전되는 것을 확인할 수 있다.

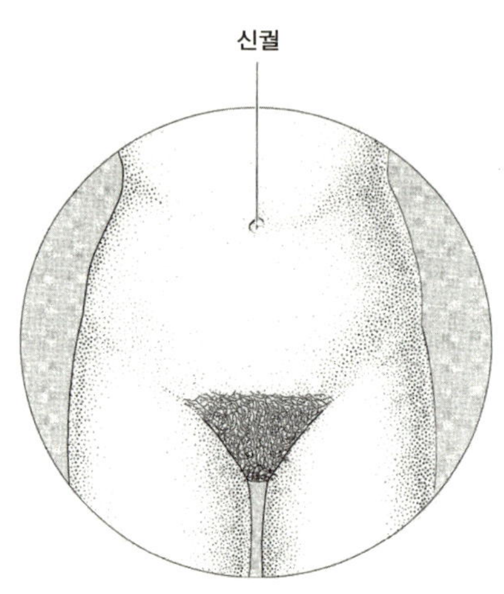

신궐(神闕: Ren-8)혈

: 배꼽이다. 배꼽은 원래 침을 놓지 않고 뜸만 뜬다. 《동의보감》에도 배꼽에 뜸을 뜨면 몸이 좋아져서 건강하게 오래 산다고 배꼽뜸을 극찬했다. 주로 뜸을 뜨지만, 주먹으로 살살 두드려도 효과가 있다.

예부터 사람의 몸 가운데 배는 따뜻한 것이 좋고 머리는 찬 것이 좋다고 했다.

뜸뜨는 시간은 약 20~30분 정도 걸리며, 경우에 따라서는 환자 본인에게 시술 방법을 가르쳐주어 집에서 하루에 한 번씩 뜸을 뜨게 하기도 한다.

뜸뜨는 치료비는 침 값에 포함되기도 하고 따로 받기도 하는데, 대략 1만 원 정도가 든다.

만약 쑥에 알레르기가 있거나 나이가 너무 어린 사람, 치매가 있거나 주의가 산만한 사람은 뜸 치료를 할 때 보호자가 반드시 옆에 있어야 한다. 그렇지 않으면 화상을 입는 경우도 종종 발생한다.

뜸 치료는 몸이 너무 뜨거운 사람만 피한다면 대체적으로 효과를 볼 수 있는 치료법이며, 필자도 매우 애용하는 치료법 가운데 하나이다.

음식 조절

치료 기간에는 하루 1,300kcal 정도가 권장량이다. 이 이하는 욕심을 부려도 결국 실패하게 마련이므로 무리할 필요가 없다. 이 정도로는 허기만 해결될 정도이지만 하루에 섭취하는 약재의 열량이 70~100kcal 정도 되므로 그런대로 견딜 만하다.

이것도 치료의 한 방법이므로 치료 기간에는 이처럼 바짝 조이는 식단이 어느 정도 필요하다. 환자의 체질에 따라 알맞은 음식을 섭취하는 것이 필요하며, 각 체질별로 하루 1300kcal 식단을 꼼꼼히 살펴서 적용한다면 효과를 볼 수 있을 것이다.

태음인 1300kcal 식단

	음식의 종류와 양(단위: g)	kcal
아침	쌀밥(110 – 약 1/2공기) 쇠고기무국(쇠고기 40, 무 40) 달걀채소찜(달걀 1개, 채소 약간) 더덕양념구이(더덕 25) 포기김치(김치 30) 오렌지주스(100) 기름(5 – 1작은술)	412kcal
점심	콩밥(120 – 약 1/2공기) 된장찌개(된장, 국멸치, 호박 30, 무 40, 표고버섯 10) 참치살구이(50) 도라지무침(도라지 50, 당근 10) 포기김치(김치 30) 우유(1개) 기름(7.5 – 1.5작은술)	503.5kcal
저녁	율무밥(120 – 약 1/2공기) 콩나물국(콩나물 50) 갈치무조림(갈치 50, 무 40) 표고버섯쇠고기볶음(표고 50, 당근 10, 쇠고기 40) 포기김치(김치 30) 배(100) 기름(7.5 – 1.5작은술)	438.5kcal
총		1,354kcal

<h2 align="center">소양인 1300kcal 식단</h2>

	음식의 종류와 양(단위: g)	kcal
아침	쌀밥(110 – 약 1/2공기) 마른새우배춧국(배추 50, 마른새우 약간) 가자미구이(가자미 50) 오이생채(오이 70) 포기김치(김치 30) 바나나(60) 기름(5 – 1작은술)	362kcal
점심	보리밥(120 – 약 1/2공기) 돼지고기김치찌개(돼지고기 40, 두부 80, 채소 약간) 상추겉절이(상추 70) 가지볶음(가지 70) 포기김치(김치 30) 토마토(토마토 250) 기름(7.5 – 1.5작은술)	418.5kcal
저녁	쌀밥(120 – 약 1/2공기) 꽃게매운탕(작은 꽃게 약간, 채소 약간) 오리로스구이(오리고기 40) 우엉채볶음(우엉 25) 포기김치(김치 30) 우유(1개) 기름(7.5 – 1.5작은술)	403.5kcal
총		1,284kcal

소음인 1300kcal 식단

	음식의 종류와 양(단위: g)	kcal
아침	조밥(110 - 약 1/2공기) 시금치된장국(시금치 50, 국멸치 약간) 갈치구이(갈치 50) 쑥갓겉절이(쑥갓 70) 배추김치(김치 30) 인삼차(인삼분말 30) 기름(5 - 1작은술)	430kcal
점심	쌀밥(120 - 약 1/2공기) 북어채달걀국(북어채 8, 달걀 2개) 닭조림(닭 40, 감자 약간) 양배추찜(양배추 70) 포기김치(김치 30) 복숭아(150) 기름(7.5 - 1.5작은술)	448.5kcal
저녁	찹쌀밥(120 - 약 1/2공기) 민어매운탕(민어 50, 채소 약간) 멸치꽈리고추조림(멸치 8, 꽈리 10) 피망양배추볶음(피망 10, 양배추 40) 포기김치(김치 30) 황도복숭아(150) 기름(7.5 - 1.5작은술)	448.5kcal
총		1,327kcal

태양인 1300kcal 식단

	음식의 종류와 양(단위: g)	kcal
아침	쌀밥(110 – 약 1/2공기) 미역국(마른 미역 4) 임연수어구이(임연수어 50) 오이반달무침(오이 70) 포기김치(김치 30) 포도(100) 기름(5 – 1작은술)	362kcal
점심	쌀밥(120 – 약 1/2공기) 배추장국(배추 50, 된장, 고추장, 국멸치) 생굴무생채(생굴 70, 무채 40) 중새우찜(중간새우 50) 우엉채조림(우엉채 25) 포기김치(김치 30) 단감(160) 기름(7.5 – 1.5작은술)	498.5kcal
저녁	쌀밥(120 – 약 1/2공기) 동태매운탕(동태 50, 호박 30, 무 40, 쑥갓 3) 마파두부조림(두부 80) 상추겉절이(상추 50) 포기김치(김치 30) 앵두(120) 기름(7.5 – 1.5작은술)	428.5kcal
총		1,289kcal

필라테스 운동

|

유산소 운동의 대표 격은 걷는 것이다. 산업이 발달하기 전에는 하루에 보통 1만5천에서 2만 보를 걸었다. 하지만 오늘날 우리는 보통 5천 보 정도를 걷는다. 하루에 만 보 정도 걷는 것이 좋은데, 모자라는 5천 보는 따로 시간을 내서 걸어야 한다.

거리로는 7km 정도라 할 수 있다. 시간으로는 1시간 40분가량 걷는 것이 좋다. 걸어야겠다는 강박관념을 갖기보다는 엘리베이터를 타지 않고 계단을 오르내리거나 대중교통을 이용하면서 자연스럽게 걷는다면 하루에 만 보는 충분히 걸을 수 있다.

최근에는 근육을 강화하기 위해 필라테스를 많이 하고 있다. 필라테스는 독일의 조셉 필라테스(Joseph H. Pilates)라는 사람이 고안한 운동법으로, 등과 허리, 엉덩이, 허벅지 등 파워를 낼 수 있는 근육을 강화해서 몸의 균형과 아름다운 몸매를 만들어주는 운동 프로그램이다.

필라테스의 운동 방법은 격렬하거나 무리한 동작을 요구하지 않기 때문에 다양한 연령대와 각자의 근력 상태에 맞게 적합한 운동 프로그램을 적용할 수 있다. 부상당한 운동선수나 훈련 중인 군인들은 물론이고 신체 기능을 극한 상태에서 활용해야 하는 발레리나들을 치유하면서 전 세계적으로 알려지게 되었다.

요가가 관절의 유연성을 추구함으로써 다양한 동작을 선보이는 운동

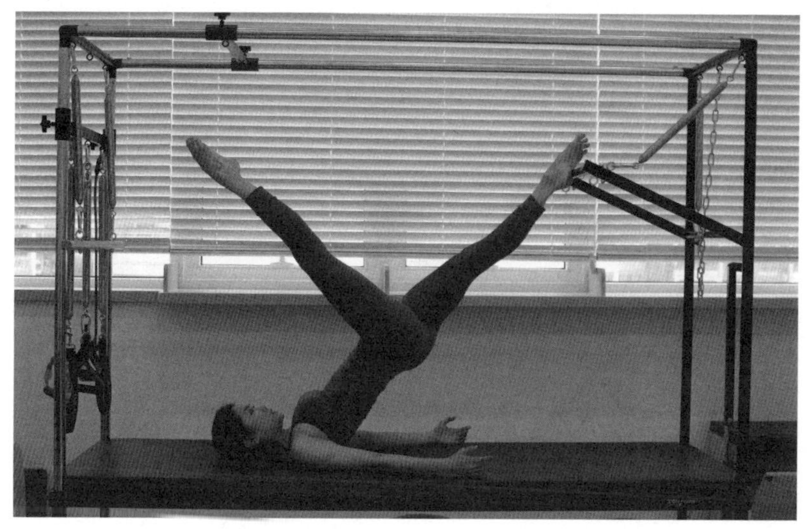

이라면, 필라테스는 약한 근육을 보강하고 체형을 교정함으로써 건강과 아름다운 체형을 함께 유지할 수 있는 운동으로 널리 평가받는다. 미국과 유럽을 포함한 선진국에서는 가장 대중화된 신체 수련법으로 인정받고 있다.

현재 우리나라에서는 다양한 단체들이 필라테스 운동을 지도하고 있다. 산전 산후 체형 관리는 물론이고 재활의학이나 현대무용 등에도 접목해서 활용되고 있으며, 비만을 치료하고 예방하는 차원에서도 적극 이용해볼 수 있다.

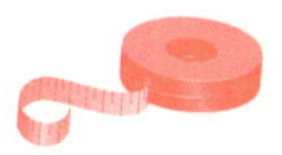

왜 체질다이어트를 해야 하나

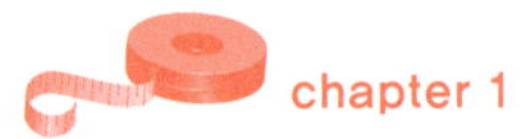

다이어트는 꼭 해야 하나?

날씬해야 건강하게 오래 산다

흔히 암을 정복하면 인간의 평균 수명이 2년은 증가한다고 한다. 그러나 비만에 따른 질병을 해결하면 7년 연장은 거뜬할 것으로 내다보고 있다.

1994년 역사적인 남북 정상회담을 불과 며칠 앞두고 무산된 안타까운 일이 있었다. 김일성 주석이 갑자기 사망했기 때문이다. 원인은 심근경색이었다.

심근경색은 심장근육에 영양과 산소를 공급하는 관상동맥이 막혀 가슴에 통증을 일으키고 갑자기 사망에 이르게 한다. 심근경색이나 협심증은 표준체중을 가진 사람보다 살이 찐 사람에게 두 배나 높게 나타난다. 김 주석의 비만은 널리 알려진 사실이었다.

뚱뚱한 사람은 보통 사람보다 핏속에 콜레스테롤이나 중성지방, 유리지방산, 인지질 같은 지방을 훨씬 많이 가지고 있다. 이것을 고지혈증이라고 하는데, 바로 동맥경화를 일으키는 주범이다. 동맥경화는 우리나라에서 사망 원인 1위를 차지하고 있으니, 실로 암보다 무서운 질병이라 할 수 있다.

살이 찌면 피가 필요한 부위도 그만큼 늘게 된다. 그래서 심장박동수와 혈관을 흐르는 피의 양도 증가한다. 이를 흔히 고혈압이라고 부른다.

또 살찐 사람들은 탄수화물을 과다하게 섭취하는 경향이 있는데, 과다한 탄수화물은 인슐린의 과다분비를 부른다. 인슐린은 신장에서 나트륨의 재흡수를 촉진시키며 이때 수분까지 딸려 재흡수된다. 그래서 체액이 증가하고 혈압이 올라가게 된다.

술고래들의 고질병 중에 지방간이라는 것이 있다. 이것은 간염은 아니지만 온몸이 피로하고 윗배가 답답하며 오른쪽 갈비뼈 밑을 누르면 통증이 느껴지는 등 겉으로 드러나는 증세는 비슷하다. 지방간은 간의 세포 안에 지방, 그중에서도 특히 중성지방이 5% 이상 쌓여서 생긴다.

그러나 술을 마시지 않는 여성 중에도 지방간인 사람이 있는데, 대부분이 뚱뚱한 사람들이다. 지방간을 없애는 데는 약물 치료보다 살을 빼는 것이 훨씬 더 효과적이다.

심근경색, 동맥경화, 고혈압, 지방간 외에도 비만이 일으키는 질병은 이루 헤아릴 수 없다. 살찐 사람은 표준체중인 사람에 비해 당뇨병에 걸릴 확률이 4~5배나 높고, 담석증이나 통풍, 고뇨산혈증에 노출되기도 쉽다. 이러한 여성들은 월경이상, 빠른 폐경, 불임증과 자궁내막암, 유방암에 걸리기도 한다.

나이 든 사람들이 무릎관절염을 앓는 것도 비만과 관련이 있다. 일반적으로 사람이 서 있을 경우 무릎관절에 가해지는 부담은 자기 체중의 4배에서 많게는 7배나 된다. 물론 살찐 사람들은 그만큼 더 부담을 느끼게 된다. 관절염은 치료를 받으면 좀 낫는 것 같지만 금세 재발되곤 한다. 따라서 약물 치료보다 살을 빼서 관절에 가해지는 무게부터 줄여야 한다.

흔히 뼈대가 굵고 몸이 실한 사람이 오래 살고 튼튼할 것 같지만 사실은 그 반대이다. 비교적 날씬한 체격과 담백한 식습관을 가지고 있는 일본인들의 평균 수명은 80세가 훨씬 넘지만, 스모 선수들은 50대 중반에 지나지 않는다. 이들의 몸무게는 보통 150kg이 넘으며, 그 우람한 살집 때문에 자기 몸을 지탱하기도 무척 버거워 보인다.

이들에 비하면 세계적으로 이름난 장수촌인 파키스탄의 훈자, 에콰도르의 빌카밤바, 러시아 남부의 캅카스 지역의 사람들은 얼마나 말랐는가. 외국까지 눈 돌릴 것 없이 우리나라의 여러 장수 마을들만 봐도 쉽게 알 수 있다.

80세 이상 나이 든 노인들의 평균 키는 겨우 150~160cm 안팎이고, 몸무게는 45~50kg 정도이며, 잠시도 쉬지 않고 몸을 움직여 일하는 게 특징이다. 갖가지 질병을 호소하며 자리보전을 하고 누워 있는 노인들은 이들보다 체격이 크고 몸무게가 많이 나간다.

마른 사람은 건강할뿐더러 내밀한 실속도 있다. 우리 속담에 '마른 장작일수록 화력이 좋다'고 했다. 마른 사람이 훨씬 더 정력이 세고 양기가 강하다는 것을 점잖게 표현한 말이다. 정력을 찾고 싶다면 갖가지 보약을 찾기보다 살부터 빼야 한다.

| 건강칼럼 |

《동의보감》에서 본 건강의 조건

《동의보감》의 신형편(身形篇)에는 양생에 관한 여러 가지 조언이 나와 있다. 그 가운데 신체 구조를 비교했을 때 "체구가 큰 사람은 몸집이 작은 사람보다 건강하지 못하고(形長不及短), 살찐 사람은 마른 사람보다 튼튼할 수가 없으며(肥不及瘦), 오장육부가 잘 발달해서 아무것이나 잘 먹고 많이 먹는 사람은 오장육부가 작아서 적게 먹고 가려서 먹는 사람보다 오래 살지 못한다(大不及小)"고 했다.

또 사람의 얼굴색이나 피부색을 비교해보면 "얼굴색이나 피부색이 하얀 사람은 검은 사람보다 체력이 약하고 튼튼하지 못하며(白不及黑), 피부가 얇고 색깔이 옅은 사람은 피부색이 붉게 빛나고 활력 있는 사람보다 튼튼하지 못하고(嫩不及蒼), 근육이 없고 피부가 얇은 사람은 피부가 두껍고 조직이 치밀한 사람보다 약하다(薄不及厚)"고 하여, 야외에서 햇볕을 쬐어가며 운동을 해서 피부를 탄력적으로 만들어야 건강을 유지할 수 있다고 생각했다.

한 통계에 따르면 뚱뚱한 사람이 보통 체형의 사람보다 가난해질 가능성이 10%나 높고, 결혼을 하지 못할 확률도 20%나 높게 나타났다. 이 통계는 만 열여섯에서 스물넷의 청소년 1만 명 정도를 무작위로 선정해서 비만 그룹과 보통 그룹으로 나누어 그들의 사회생활 여건을 비교 분석해서 나온 결과이다.

일단 뚱뚱한 사람들은 비만 자체만으로도 몸이 힘들어서 어떤 일에든 가뿐한 마음으로 집중하기가 어려워 성취율이 떨어진다. 인생에서 처음으로 능력을 겨루게 되는 장이라 할 수 있는 학창시절의 성적에서도 이러한 경향은 고스란히 나타난다.

싱가포르 교육부에서 실시한 통계에 따르면 최상위권 성적의 학생 중 살찐 학생은 불과 5% 안팎이었고, 최하위권에는 15~20%에 이르는 학생들이 차지했다고 한다.

살찐 사람들에게 있어 성공의 걸림돌이 되는 또 하나가 외모에서 풍기는 이미지이다. 뚱뚱하면 아무래도 게으르고 둔한 인상을 주기 때문에 사업상 만남에서 신뢰감을 얻기 힘들다. 기업체의 입사 면접에서도 불리하게 작용할 수 있으므로 취직하는 데도 차별을 받을 수 있다.

결혼을 하는 데도 마찬가지이다. 뚱뚱한 사람들 가운데는 의외로 이목구비가 또렷하고 예쁘고 잘생긴 사람이 많다. 비만인들 중에는 태음인이 많은 수를 차지하는데, 대체로 태음인이 잘생긴 체질이기 때문이다. 그러나 이렇게 수려한 용모도 뚱뚱하다면 아무도 알아주지 않는다. 요즘은 이성을 볼 때 맨 먼저 따지는 조건이 얼굴보다는 몸매라고 말하는 사람들도 있다. 이처럼 비만은 성적 매력도 앗아간다.

신세대를 겨냥한 의류회사에서는 일정한 치수 이상의 제품은 아예 생산조차 하지 않는 경향이 있다. 치수가 큰 옷은 맵시가 나지 않으므로 많이 팔아도 그만큼 회사의 이미지가 떨어진다고 판단하기 때문이다. 따라서 살찐 사람들은 마음에 드는 디자인을 고르기보다 자기 몸에 맞는 치수부터 찾아야 하기 때문에 스트레스를 받기도 한다.

몸매에 대한 열등감은 다른 일에도 열등감을 불러일으켜 남 앞에 딩딩하게 서는 걸 방해한다. 사교 활동에 별 재미를 못 느끼므로 더욱 구석에 웅크리게 되고, 이러한 활동 부족이 결국 비만을 불러온다.

더구나 집에만 틀어박혀 있는 사람들은 어느 나라, 어느 민족을 막론하고 공통적으로 보이는 행동 양식이 있다. 바로 비스듬히 누워 텔레비전을 보면서 군것질을 하는 것이다.

이런 악순환의 고리를 깨야 한다. 고무줄이 들어간 바지를 벗고 맘에 드는 예쁜 옷으로 치장을 하고 거리를 활보하기만 해도 삶이 훨씬 달라져 있을 것이다.

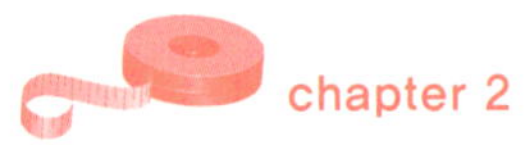

chapter 2

살 빼는 데 왜 체질을 들먹일까?

부작용, 부작용들

대부분의 사람들은 몇 킬로그램의 살을 뺄 것인가에만 관심을 갖지, '얼마나 안전하게' 빼느냐에는 관심이 없다. 이렇게 무턱대고 한 다이어트는 치명적인 결과를 불러오기도 한다.

얼마 전 23세의 윤모 양이 찾아왔다. 156cm의 키에 84kg이던 그녀는 방학을 이용해 두 달 사이에 무려 20kg의 체중 감량에 성공했다.

그녀가 사용한 방법은 하루 한 끼만 먹으면서 한 시간씩 땀을 빼는 기계 속에 들어가 있는 것이었다. 앞으로 한 달 동안 10kg을 더 뺄 것이라고 했다. 일단 그 의지력에 박수를 보내고 싶다.

그러나 문제는, 몸매는 그럭저럭 개선됐으나 그보다 더 큰 부작용이 생겨버린 것이다. 원래 머리숱이 많은 편도 아니었는데 다이어트를 시작한

뒤부터는 머리카락이 더욱 빠져서 이제는 멀리서도 속머리가 훤히 드러나 보일 정도였다. 살을 뺀답시고 무턱대고 굶어서 우리 몸의 가장 중요한 구성 요소인 단백질 섭취에 소홀했기 때문이다. 머리카락을 이루는 것은 대부분이 단백질이다.

또 어떤 여자는 다이어트를 시작하고부터 6개월이 넘게 생리가 끊겼으며, 밤에도 잠을 못 이루고 몸이 무거워 기운이 없다고 호소했다. 음식을 조금만 먹어도 몸이 붓고 도로 살이 찌는 탓에 양껏 먹을 수도 없어 몸이 더욱 처진다고 했다.

하루 섭취 열량이 1,200kcal 이하인 상태가 2개월 이상 지속되면 무월경이 되기 쉽다. 배란을 담당하는 호르몬인 에스트로센은 지방을 절대적으로 필요로 하기 때문이다.

이러한 영양실조 때문에 생기는 무월경증은, 무월경증 중에서도 증상이 심각한 시상하부성 무월경이 되기 쉽다. 이를 회복하기 위해서는 더 많은 영양을 섭취해야 하는데, 그렇게 되면 이전보다 더 살이 찌게 된다.

무월경의 위험 말고도 충분한 지방이 필요한 또 다른 이유는 담석증 때문이다. 지방을 너무 적게 섭취하면 지방 소화를 위해 간에서 이미 만들어진 담즙이 빠져나가지 못해 이것이 담석이 된다.

흔히 부작용이 없는 다이어트 요법으로 운동이 각광을 받아왔는데, 알고 보면 그렇지도 않다. 지나친 운동도 무월경증을 부른다. 여자 육상선수나 무용수들 가운데 많이 볼 수 있는 현상이다. 그리고 무월경증을 내버려두면 3~4년 안에 골다공증으로 발전할 수 있다는 연구 발표도 나와 있다. 흔히 골다공증 예방으로 운동을 권장하는데, 사실상 운동은 지나쳐도 말썽이 될 수 있다.

그러나 뭐니뭐니 해도 잘못된 다이어트로 인한 부작용 가운데 가장 심각한 것은 거식증이다. 거식증으로 목숨을 잃은 스타만 해도 우리는 여러 명 알고 있다. 거식증은 무조건 굶는 식이요법에 의존하는 이들한테서 나타난다.

이들은 극단적으로 음식을 끊었다가 어느 순간 자제력을 잃고 폭식을 한다. 폭식한 다음에는 유혹을 이기지 못한 스스로에게 자책감을 느끼고 또다시 금식을 계속하는 것이다. 이런 행동이 반복되다보면 심리적으로 음식을 받아들이지 못하게 된다.

거식증에 걸린 어느 환자의 얘기를 들어보니, 빵을 보면 썩은 짐승의 내장처럼 보이고 요구르트는 아기가 토해놓은 우유 같단다. 또 사과나 딸기를 먹으려 해도 그 속에 구더기가 들어 있을 것만 같아서 먹은 것을 뱉어서 내용물을 샅샅이 뒤지는 경우도 있었다. 그러는 사이 몸은 약해질 대로 약해지고, 음식을 먹으려고 해도 어느새 몸이 받아들이지 못하는 지경에까지 이르게 된다.

어떤 사람은 한꺼번에 너무 많은 감량 목표를 세워놓고 실행하다가 식도가 파열되는 경우도 있었다.

목숨과 맞바꾼 다이어트

|

몸무게 줄이려다 수명을 줄인 어느 유도선수

1996년 충격적인 사건이 있었다. 당시 유도 국가대표 선수로 기대를 모아왔던 정모 군이 무리한 다이어트를 하다가 사망한 것이다. 태릉선수촌에 들어가 훈련을 받던 선수가 체중 조절 도중에 사망한 첫 사건으로, 지금도 사람들 사이에서 얘기되고 있다.

정 선수의 살 빼기는 처절했다고 한다. 하루 종일 트레이닝을 받는 것도 모자라 야간에 선수촌 실내에서 조깅을 하고 자정이 넘으면 사우나에 들어가 1시간씩 땀을 뺐다. 이것으로 하루 일과가 끝난 것이 아니었다. 전신 마사지까지 받고 난 다음에는 체중계로 몸무게를 확인해야 했다.

비극이 있던 날도 정 선수는 일과의 마지막 단계인 마사지를 받고 몸무게가 줄었는지 확인하기 위해 체중계에 오르던 중 쓰러졌다. 응급치료를 받고 병원으로 옮겨졌으나 결국 2시간도 못 돼 숨지고 말았다. 병원에서 밝힌 사인은 저혈당성 쇼크와 급격한 전해질 감소로 인한 심폐기능 중단이었다.

용인대 4학년에 재학 중이던 정 선수는 1995년 후쿠오카 유니버시아드 단체전과 개인전에서 금메달을 따내 남자 경량급의 '차세대 간판'으로 기대를 모은 유망주였다. 1996년 애틀랜타 올림픽에서도 금메달은 문제없을 거라고 다들 예견하고 있던 참이었으니, 실로 안타까운 죽음이 아닐 수 없다.

그의 체중과의 사투는 이전부터 쭉 있어왔다. 남자 65kg급인 정 선수는 평소 체중이 78kg 안팎이어서 대회가 있을 때마다 13kg 정도를 감량해야 했다. 애틀랜타 올림픽 국가대표 1차 선발 때는 체중 조절에 실패하자 대회 당일 잠적해버리기까지 했다.

따라서 19일 오전 10시 예정이었던 '1996년 애틀랜타 올림픽 국가대표 2차 선발전'은 올림픽 출전을 노리는 정 선수에게는 마지노선이 되었던 셈이다. 대회를 하루 앞둔 18일에 한계체중을 약 2kg 정도 초과하자 이 같은 초강도의 체중 감량을 강행하다 변고를 당한 것이다.

정 선수는 사고 당일 "뛰어도 땀이 나지 않고 배가 아프다"고 호소했지만, 당시 선수촌 측은 독일제 전해질 칼슘보충제 한 알만 먹인 채 무리한 체중 감량을 계속하도록 방치했다고 한다.

정상 체중의 7%선까지는 단기 감량이 가능하다. 70kg의 체중을 가진 선수라면 일주일에 4.9kg까지는 감량해도 무리가 없다는 얘기이다. 그러나 10% 이상의 감량은 목숨을 담보로 내놔야 할 정도로 위험하다.

위험은 크게 두 가지 방식으로 온다. 먼저 심장마비의 형태가 그것이다. 급격한 체중 감량은 체내의 나트륨, 칼륨 같은 전해질을 급격하게 떨어뜨린다. 심장이 제대로 박동하기 위해서는 전해질이 필수적이다. 하지만 지나친 체중 감량은 전해질뿐만 아니라 수분을 급속히 빼앗아가므로 혈액 농도가 과도하게 상승되어 심장박동이 빨라지다가 어느 순간에는 심장에 과부하가 걸리게 된다. 심장이 멈추기 전에는 온몸에 경련이 일어나기도 한다.

체액 손실이 체중의 2~3%에 이르면 판단력이 흐려지거나 착시 현상이 나타나고, 5%가 넘으면 세포막과 뇌신경에 손상을 입게 되며, 열 대사에 장애를 일으켜 혼수상태에 빠지게 된다. 이것이 두 번째 증상이다.

그러니 누구라도 평소 체중이 78kg 정도 나가던 사람이 짧은 시간에 13kg을 빼는 것은 자살행위와 가깝다.

정 선수뿐만 아니라 거의 모든 운동선수들이 몸무게와 전쟁을 벌이고 있다. 더할 수 없이 날씬한 체조 선수들조차도 그렇다. 주로 음식을 소설하거나 사우나를 통한 살 빼기를 하는데, 때때로 금식, 토하기, 심지어는 라식스 같은 이뇨제를 복용하기도 한다. 그중 정 선수가 시도했던 '사우나에서 땀 빼기'가 상대적으로 안전한 방법인데, 그럼에도 불구하고 이처럼 사고가 발생한 것이다. 정 선수뿐만 아니라 무리하게 땀을 빼다 기절하는 사례는 부지기수이다.

역도 선수들은 경기를 앞두고 며칠 동안 아예 먹지 않다가 경기 시작 몇 시간 전에 약간의 음식으로 기력을 되찾는 방법을 쓰기 일쑤이다. 하지만 이러한 행위는 만성 위염이나 위궤양을 불러오므로 소화기관에 매우 치명적이다.

체급 경기는 아니지만 몸매가 생명인 리듬체조 선수들도 위험한 방법을 많이 쓴다. 체조 선수들은 평소 몸무게를 43kg 이하로 유지해야 하기에 어릴 때부터 먹은 것을 곧바로 토해내는 습관에 길들여져 있다. 그 때문에 생리가 중단되고 거식증에 걸리기도 한다.

거식증을 널리 알린 카펜터즈의 여가수 카렌 카펜터

"에브리 샬라라라 에브리 워~"의 후렴구가 익숙한 노래 〈예스터데이 원스 모어〉(Yesterday Once more)는 오래된 명곡으로, 여전히 많은 이들에게 사랑을 받고 있다. 주옥같은 노래를 많이 남긴 그룹 카펜터즈의 여가수 카렌 카펜터는 천상의 목소리로 찬사를 받아왔다.

그런데 노래보다 카렌 카펜터를 더욱 유명하게 만든 일화가 있다. 바로 그녀의 어이없는 죽음이다. 그녀의 죽음은 잘못된 다이어트가 낳은 가장 대표적인 부작용으로 꼽히고 있다.

카렌 카펜터는 원래부터 허벅지와 다리에 살이 많아서 늘 고민을 해왔다고 한다. 다이어트를 시도했지만 가수라는 직업 특성상 꾸준히 하기가 어려워 큰 효과를 보지는 못했다. 몇 번의 실패를 겪자 그녀는 자신에 대한 모멸감에 빠졌고, 먹고 싶은 욕구를 부끄러워하게 되었다.

그러나 허기가 지면 허겁지겁 폭식을 하게 되고 배가 부른 다음에는 너무 많이 먹었다는 자괴감을 견디기가 어려워 먹은 음식물을 토해냈다. 이런 식으로 몇 번 하다보니 로마의 귀족처럼 과식과 구토를 반복하는 것이 습관이 되었다.

나중에는 좀 더 철저하게 토하기 위해 구토를 일으키는 약까지 복용했다고 한다. 결국 음식을 먹지 않았는데도 배고픔을 못 느끼게 되었고, 몸이 음식을 거부하는 단계에까지 이르렀다. 이것이 끝내 심장발작을 부른 것이다.

구토를 계속하면 위와 식도의 점막이 상해서 항상 속 쓰림을 느끼게 되는데, 이러한 증상은 음식을 먹어도 사라지지 않는다. 게다가 구토는 몸속 전해질의 균형을 깨뜨린다. 토할 때 칼슘도 같이 빠져나가기 때문이다. 칼슘은 심장근육의 수축과 이완을 담당하는 아주 중요한 요소이다.

거식증 모델 이사벨 카로의 죽음

프랑스 모델 겸 배우 이사벨 카로(Isabelle Caro)가 2010년 11월에 스물여덟의 짧은 생을 마감했다. 그녀는 거식증에 걸려서 고생했던 모델로도 유명하다. 이사벨 카로는 일본 도쿄에서 일을 마치고 돌아온 직후인 2010년 11월 17일 갑작스럽게 사망했다. 카로의 연기를 오랫동안 지도해왔던 다니엘 듀브뢸 프러보(Daniele Dubreuil-Prevot)는 "카로한테서 사망의 원인이 될 만한 별다른 징후를 발견하지 못했으며, 다만 늘 그렇듯 거식증으로 괴로워했다"면서 "카로는 13살 때부터 음식을 보고도 먹고 싶다는 욕구를 전혀 느끼지 못했고, 다양한 방법으로 식욕부진에서 벗어나고자 무척 노력했다"고 설명했다.

이사벨 카로는 지난 2007년 이탈리아 사진작가 올리비에로 토스카니

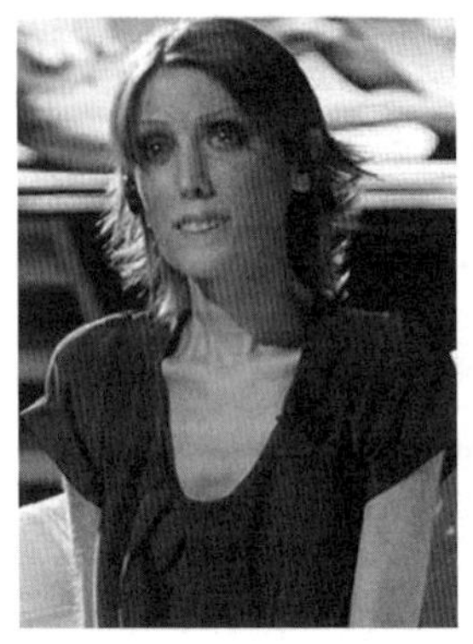

이사벨 카로

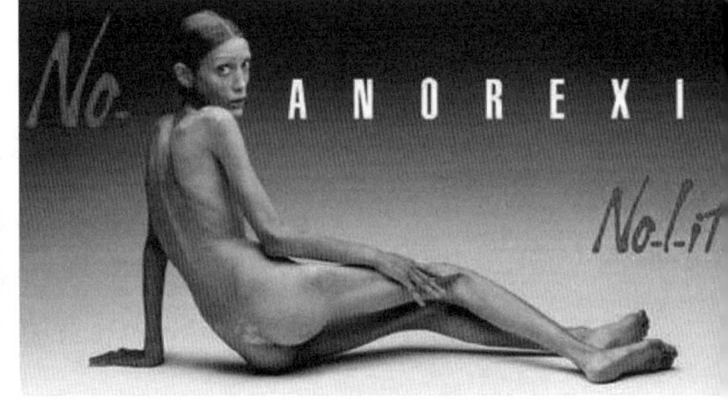

당시 거식증 캠페인 사진

(Oliviero Toscani)가 제작한 캠페인 광고에 등장했다. '거식증 반대'라는 제목으로, 알몸인 채로 등뼈와 얼굴뼈가 튀어나온 카로의 모습을 담은 이 광고는 신문과 광고판 등을 통해 소개됐다. 카로가 이 광고를 촬영할 당시의 몸무게는 27kg에 지나지 않았다.

카로는 자신의 블로그와 여러 인터뷰에서 자신은 13세부터 거식증에 시달렸다고 털어놓았다.

이탈리아의 거식증 반대 캠페인은 브라질의 한 모델이 21세 나이에 음식 섭취 장애로 사망한 이후 거식증에 대한 관심이 높아지면서 진행되었다. 카로는 자신의 거식증과 회복을 위한 노력을 말하면서, 패션업계에서 지나치게 깡마른 모델을 선호하는 관계로 많은 모델들이 음식에 대해 거부감을 갖게 되는 현실에 대해 경고해왔다.

한편 카로의 이야기는 국내에서도 알려진 바 있는데, 지난 2008년 5월

9일 방송된 프로그램인 〈W-누구를 위하여 살을 빼는가〉 편을 통해서였다. 당시 카로는 160cm에 31kg의 깡마른 몸매를 갖고 있었다.

사실 대부분의 모델들은 살을 빼기 위해 이렇듯 초인적인 노력을 한다.

살 빼려고 안 먹다가 영양실조로 숨진 크리스티 헨리치

체조 선수였던 크리스티 헨리치는 그토록 바라던 올림픽에 출전해서 유명해지는 꿈을 이루지 못한 채 안타깝게도 죽음으로 이름을 알리게 되었다.

그녀는 올림픽 출전을 노리고 몸매를 만들기 위해 살을 빼기 시작했다. 방법은 오로지 굶는 것이었다. 처음에는 식사를 거의 하시 않고 사과 한 개만 먹었다. 그다음엔 반쪽. 이렇게 몸으로 들어가는 음식이 없자 몸무게는 성인임에도 불구하고 21kg까지 줄어들었다.

체조를 하기 위한 체중 감량 목표는 이미 달성했지만, 차츰 운동을 할 수 없게 되었다. 영양이 절대적으로 부족한 상태에서 몸이 억지로 하는 운동을 버텨내지 못해 끝내 병원 신세를 져야 했다. 그러나 그녀는 병원에 있는 동안에도 설사약을 몰래 복용했다고 한다. 몸속에 있는 것을 모두 밖으로 빼내야 한다는 강박관념 때문이었다. 이것이 거식증으로 발전했다.

그녀는 결국 1994년 8월 2일자 뉴스에 이름을 올렸다. 무리한 다이어트로 스물두 살의 나이에 요절한 것이다.

그녀의 사망은 영양실조로 인한 장기의 기능 부진이었다. 다시 말하면 영양 공급을 중단한 상태에서 계속해서 운동을 했기 때문에 신체의 장기들이 한꺼번에 멈춰버린 것이다.

기존의 다이어트에는 한계가 있다

다이어트의 기본은 소모하는 에너지보다 낮은 칼로리를 섭취하는 것이다. 사람들이 손쉽게 굶어서 살을 빼려는 것도 이 때문이다. 그러나 덜 먹는다고 해서 꼭 살이 빠지는 것은 아니다. 안타깝지만 인간의 대사 체계에는 칼로리 연소량을 조정하는 어떤 '한계점'이 있기 때문이다. 건강한 사람이 어느 정도 식사량을 줄이면 이에 대응하여 인체의 대사 시스템도 칼로리를 덜 연소시키는 쪽으로 바뀌게 된다.

식사량을 줄여서 체중이 10% 정도 줄어들면 이를 보상하기 위해 인체의 대사율이 15% 정도 저하되면서 칼로리 연소량도 떨어진다. 이와 반대로 과식으로 체중이 10% 늘면 반사적으로 대사 기능이 항진되면서 칼로리 연소량이 16% 정도 증가한다. 따라서 먹는 양만 줄인다고 해서 살이 빠지는 것은 아니다.

또 운동만으로 살을 뺄 수 있는 것도 아니다. 운동만으로 날씬할 수 있다면 세상에 뚱뚱한 운동선수는 없을 것이다. 하루에 한 시간씩 일주일 동안 땀을 뻘뻘 흘리면서 운동을 해도 겨우 1kg 정도 빠질까 말까 한다. 음식으로 환산하면 겨우 밥 몇 공기나 우유 한두 병에 지나지 않으니, 실로 기운 빠지는 소리가 아닐 수 없다.

그렇다고 운동이 전혀 소용이 없는 것은 아니다. 체중을 5kg 줄이는 데 운동을 병행한 경우와 그렇지 않은 경우는 큰 차이를 보인다. 운동을 전혀 하지 않고 식사 조절만 하면 지방과 근육이 각각 2.5kg씩 빠지는 데 반해, 운동을 병행하면 지방 4kg, 근육 1kg 정도의 비율로 살이 빠진다.

살을 빼기 위해서는 무엇보다 먼저 몸의 대사량을 올리는 것이 중요하다. 선천적으로 마른 사람은 기초대사량이 높아서 그렇다. 인체의 대사에는 신진대사도 있고 당분과 비타민의 대사도 있다. 다이어트에 필요한 대사는 이 모든 것을 말한다. 운동을 해도 대사량이 오르긴 하지만 아주 미미하다. 하지만 기초대사량을 끌어올리는 운동은 꼭 필요하다.

체질에 맞는 식단을 꾸려 규칙적인 식사를 하고 적절한 운동과 함께 체질을 개선시키는 약재를 복용한다면 건강을 유지하면서도 충분히 날씬해질 수 있을 것이다.

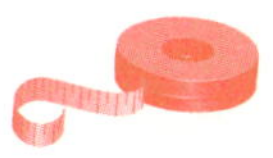

나의 체질부터 파악하자

저마다 타고난 무엇이 있다

체질은 모든 사람이 타고나는 것으로, 자라온 환경이나 현재 처한 상황에 의해서 아주 조금씩 변해가는 본질적인 것이다.

체질마다 오장육부의 허 · 실 · 강 · 약이 있으며, 이것은 심지어 겉으로 드러나는 용모에서부터 거동, 식성, 성격과 적성에까지 영향을 미친다. 이것이 사상의학이다.

사상의학은 공자와 맹자로부터 내려온 유학의 실천 사상을 의학에 도입한 것으로, 우리나라만의 고유한 것이다. 이 학설은 유학자였던 이제마가 1894년 기존의 한의학적 이론을 바탕으로 정립하여 《동의수세보원》을 통해 세상에 알려지게 되었다.

사상의학에서는 사람의 체격과 체형, 얼굴의 생김새, 성격, 장부의 허실, 약에 대한 반응, 임상적 특성들을 종합하여 태양인, 소양인, 태음인,

소음인으로 분류한다.

　이러한 사상체질에 따라 같은 병인이 작용해도 각기 다른 증세가 나타나게 되고, 이에 따라 치료를 개별화해야 한다는 입장을 취하고 있다.

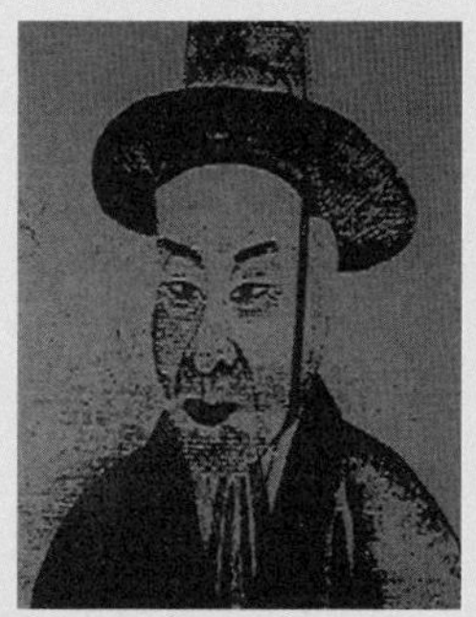

이제마 초상

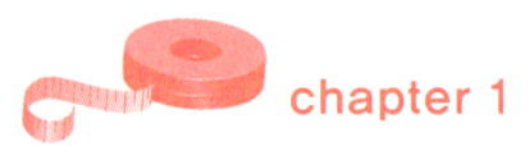

chapter 1

타고난 보스 기질의 태음인

옛 동양화 속의 희고 풍채 좋은 미남 미녀

|

"그는 성질이 온화하고 관대했으며 좀처럼 속마음을 겉으로 드러내 보이지 않았다. 심지어 그의 얼굴에서는 희로애락조차 읽을 수 없었다. 그는 평소에 큰 뜻을 품은 바 있어 영웅호걸과 사귀기를 좋아했다. 키는 팔 척이고 귀는 어깨까지 늘어지고 팔은 길어서 무릎까지 내려왔다. 눈은 커서 자신의 귀까지 볼 수 있고, 얼굴은 상아같이 희고, 입술은 기름을 바른 듯 붉게 윤이 났다."

《삼국지》에 나온 유비에 대한 묘사이다. 전통적으로 동양에서 잘생긴 것으로 판명된, 풍채 좋고 서글서글하게 생긴 이목구비가 뚜렷한 태음인의 모습이다.

여자로는 양귀비같이 통통한 미인도의 여인을 떠올리면 된다. 이들은 현대인의 기준으로는 살찐 편이라 할 수 있고, 실제로 비만인의 대다수에 해당된다.

드라마 〈허준〉에서 허준 역을 맡았던 전광렬이 잘생긴 태음인 가운데 한 사람이라고 할 수 있다. 그 외에도 안방극장에서 인기를 얻고 있는 중견 연기자들 가운데에는 태음인이 많다. 한국인이 전통적으로 선호하는 호남형이기 때문이다.

여자 연예인으로는 이영자 씨가 있다. 유명한 정치인으로는 김대중 전 대통령, 노태우 전 대통령이 있다. 미국의 클린턴 전 대통령도 이 체질에 해당한다. 허리와 엉덩이 부위에 살이 많고 의젓한 걸음걸이를 갖고 있는 이들은 옛날 양반 식으로 팔자걸음을 걷기도 한다. 앉아 있는 모습도 안정되어 있다.

태음인은 근육이 튼실하고 땀구멍이 많고 약간 거친 살갗을 가졌다. 대체로 피부색이 희고 약간 붉은 기도 있으며 털이 많은 편이다. 겨울이 되면 입술과 손발이 잘 튼다.

속을 드러내지 않는 진득함

망막 수술을 받으면 50일 정도 입원하게 된다. 이때는 움직임을 자제하고 침대에 꼼짝없이 누워 지내야 하는데, 양쪽 눈을 다 가리는 것은 물론이다.

한 병실에 중년 남자와 어린 고등학생이 나란히 입원해 있었다. 어른은 갑갑함을 참지 못해 기회만 되면 간호사의 눈을 피해 안대를 떼고 돌아다니는 반면, 어린 학생은 의사의 지시대로 꼼짝 않고 누워만 지냈다. 어린 학생이 중년 남자보다 빨리 퇴원했음은 물론이다. 이 어린 학생의 진득함이야말로 태음인을 단적으로 보여주는 사례라 할 수 있다. 이 일화는 나이보다 성격이 체질의 영향을 받는다는 걸 잘 드러내준다.

내성적이고 속을 잘 드러내지 않는 사람은 태음인일 가능성이 높다. 무슨 생각을 하고 있는지 다른 사람은 좀처럼 알아차리기가 힘들다.

김대중 전 대통령에게 어떤 안건을 제시했을 때 그가 귀를 만지면 "글쎄……"라는 뜻이고, 몸을 앞으로 숙이면 긍정적이라는 뜻이라는 것은 잘 알려진 얘기이다. 이렇듯 사소한 몸짓을 두고 사람들이 갖가지 해석을 내리는 것은 그들이 속마음을 쉽게 드러내지 않기 때문이다.

태음인들은 자기주장을 펴기보다 대개 가슴에 담아두는 편이다. 모르는 사람과 이야기할 때는 말수가 줄어들고 때때로 더듬거리기도 하며, 수업 시간에 발표나 질문을 잘 안 하는 사람도 대부분이 태음인이다. 한번 행동하기 위해서는 좀 과장하자면 수백 수천 번을 생각한다. 어떤 자극에도 즉각적으로 반응하는 법이 없고 신중하다. 과묵하고 예의바르고 점잖은 사람들이 바로 이들이다.

태음인은 일을 시작하기 전에는 매우 힘들게 고민하지만, 일단 마음먹은 뒤에는 반드시 해내는 편이다. 자발적으로 일을 찾아서 하기보다 맡겨진 일을 충실히 해내는 타입이다.

일단 일을 시작하면 끝마무리를 지어야 직성이 풀리고, 쉽게 포기하지 않고 인내심이 강하다. 집착이 심하고 고집이 센 측면도 있다. 지나칠 만큼 완벽하게 일을 처리하느라 고민을 많이 하는 탓에 소심해 보이기까지 할 정도이다.

일을 추진할 때도 조심성이 많아 일의 전말을 어느 정도 파악한 후에야 실행에 옮긴다. 매우 조심스런 성격 때문에 남이 가지 않은 길은 가지 않으며, 위험을 감수한다는 말은 이들 사전에는 없다. 그래서 신속한 면은 없다.

이처럼 잘 움직이지 않으므로 게으르고 보수적인 면도 있다. 원칙을 중시하고 융통성이 없다는 소리도 자주 듣는다. 이들이 새로운 일을 하지 못하는 것은 두려움 때문이다.

불필요하게 일을 벌이지 않고, 일을 시작하기 전에는 혹여 실수라도 일으킬까봐 겁을 내는 편이다. 또 하고 싶은 일이 있어도 다른 사람들의 이목 때문에 하지 못하는 경우가 많으며, 심지어 길바닥에 휴지 하나도 함부로 버리지 못하는 성격이다.

어떤 직종에 종사하더라도 자신의 위치와 역할을 잘 알고 있다. 앞에 잘 나서서 주위의 미움을 받는 경우는 거의 없다. 자신에게 필요한 일이 아니면 움직이지 않는다. 그래서 보통 서너 번은 부탁을 해야 들어주는 편이다. 직장을 옮길 때도 뒤처리를 말끔하게 하고 떠나며, 그다음에 다시 오더라도 원한 관계가 없을 정도로 대인 관계가 원만하다.

남에게 지기 싫어하고 실패하더라도 다음날을 기약하며 꾸준히 준비해나간다. 좋게 말하면 성취욕, 나쁘게 말하면 욕심이 많은 편이다. 그 대상은 지식과 명예욕뿐만 아니라 돈이나 음식 같은 데에도 영향이 미치기 때문에 스스로를 곤란에 빠뜨리기도 한다.

어떤 면에서는 일단 한번 마음에 든 물건, 특히 전자제품이나 옷가지, 보석 등을 차지하려는 욕심이 있어서 기어이 장만하려는 의지를 불태운다. 의심이 많아 물건을 살 때도 꼼꼼히 살피는 편이다.

휴일에는 혼자 집에 틀어박혀 책을 보거나 음악을 들으며 휴식을 취하는 사람들이 태음인이다. 물론 땀을 흘리며 하는 운동도 좋아하지만, 그보다는 텔레비전이나 비디오 보는 것을 더 좋아한다. 대체로 대외적인 활동보다는 집안일을 중시한다.

술을 마실 때 태음인은 평소 조용하고 말이 없다가도 술기운을 빌려 마음속에 있는 얘기를 다 토해내기도 한다. 따라서 태음인은 적당히 술을 마시는 게 좋을 수 있다.

번듯한 풍채와 달리 의외로 겁이 많아서 번지점프나 놀이기구 타기, 다이빙 등은 아예 엄두도 못 내는 사람이 많다.

태음인은 사람을 잘 믿지 않는다. 항상 비교하고 분석하며 미래를 대비한다. 그래서 이런 사람들은 따지기를 좋아하고 논리적이며 위엄이 있어

보이기도 한다. 이들은 형식을 좋아하여 여러 가지 제도를 만들고 기록하기를 좋아한다.

또한 태음인은 생각이 깊어서 행동에 실수가 없고 항상 계산적이다. 즉흥적인 사람과 경쟁하면 언제든 이길 수 있다. 즉흥적이고 가벼운 소양인은 음흉하고 계산적인 태음인에게 당할 가능성이 높다.

대외적으로 잘 보이기보다는 실속 챙기기를 좋아하고, 필요에 따라서는 진실한 마음을 내보이지 않기도 한다. 어찌 보면 음흉할 정도로 속을 내보이지 않아서 정치가나 사업가의 체질로 딱 알맞다.

실제로 정치인이나 사업가로 활동하는 사람 가운데에는 태음인 체질이 많고, 해설자들도 많다. 먹는 것에 대해 남다른 감각이 있어서 미식가가 많은 편이고, 음식 만들기를 좋아한다면 요리사나 주방장도 직업으로 알맞다.

건강의 지표는 땀을 잘 흘려 개운한 것

태음인은 비만하지만 않으면 건장하기 때문에 큰 병치레는 없다. 특히 땀을 흘리면 개운하고 기분이 좋아진다. 몸이 찌뿌둥할 때나 술을 많이 먹은 다음 날도 사우나로 땀을 내면 한결 상쾌하다.

호흡기 · 순환기 계통이 약해서 심장병, 고혈압, 중풍, 기관지염, 폐결

핵, 천식 등에 걸리기 쉽고, 찬 기운에 노출되면 밭은기침을 하기도 한다. 그 때문에 감기에 잘 걸리는데, 이런 경우에도 약을 먹고 땀을 쭉 빼면 괜찮아진다.

물을 자주 마시는 버릇이 있고, 뜨거운 물보다 찬물을 좋아하며, 감기가 들어 열이 있을 때도 찬물을 찾는다. 소화 · 흡수하는 기능은 좋은 편이어서 아무 음식이나 가리지 않으며, 특히 밀가루 음식과 육식을 좋아한다. 흔히 말하는 얼큰한 맛, 즉 맵고 뜨거운 음식을 좋아하고 술도 맥주보다 소주나 고량주 같은 독한 걸 즐기는 편이다.

찬 우유나 음식을 먹으면 설사를 하는 사람도 있다. 이런 사람은 여름철에도 배를 덮고 잠을 자야 배탈이 나지 않는다. 또 늘 아랫배가 차서 설사를 자주 하거나 무른 대변을 하루에 여러 번 보기도 한다.

태음인의 눈빛은 부드러우나 늘 침침함을 느끼고, 저녁이 되면 눈에서부터 피로를 느낀다. 충분히 자고 난 다음 날에도 충혈되어 있을 때가 많으며, 피곤하면 따가운 증상이 나타난다.

우리나라에서 가장 흔한 체질은 태음인

체질별 인구 분포는 어떻게 나타날까? 대체로 태음인이 절반을 차지하고, 소음인이 20%, 소양인이 30%이다. 태양인은 1만 명 가운데 겨우 서너 명일 정도로 매우 극소수이다.

우리나라처럼 '가만히 있으면 본전이나 하지' 하는 식으로 경직된 사회에서는 군말 없고 무던한 태음인이 처신하기에 좋고, 불의를 보면 참지 못하고 잘 나서는 소양인은 배척당하기 쉽다. 태음인이 많은 수를 차지하는 이유도 일종의 사회적인 '자연 선택'의 결과라 할 수 있을 것이다.

반면 미국같이 의견 제시가 자유로운 나라에서는 소양인이 기를 펼 기회가 많기 때문인지 소양인의 인구 비율이 높다.

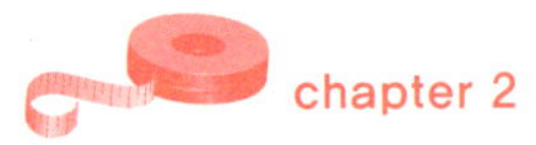

꼼꼼한 예술가 타입, 소음인

호리호리한 신세대 연예인

배우나 가수·모델계에는 잘생긴 태음인과 소음인이 양분하고 있다고 해도 과언이 아니다. 태음인이 전통적인 미인상이라면 소음인은 현대적인 미인상이다. 이른바 요즘 뜨고 있는 젊은 연예인들은 대부분 소음인으로 보아도 무방하다. 이목구비가 오밀조밀 예쁘기 때문이다. 예컨대 차인표와 송승헌이 그렇고, 좀 나이 든 사람으로 안성기, 정보석 등이 있다. 여자로는 김희선, 최진실, 장미희가 소음인이다.

이들은 얼굴 윤곽이 섬세하면서 아담하고 다소 갸름하다. 눈빛은 순하고 눈웃음을 잘 짓는 편이다. 땀구멍이 작고 부드러운 피부를 가졌으며 근육에 힘이 없다. 목소리도 낮고 조용하다. 전체적으로 뼈대가 가늘고 약하며 상체가 빈약하고 하체가 실한 편이다. 걸음걸이가 느리고 어깨를 약간 숙이고 걷기도 한다. 평소 손발이 많이 차다고 느끼며 맥도 느린 편이다.

술자리에서 조용히 함께하는 그 친구

침착하고 얌전한 사람들이 소음인이다. 이들은 남들 앞에 나서는 것보다 뒤에서 조용히 응원해주거나 자기 일에만 몰두하는 타입이다. 예민하면서도 감성이 풍부하고 미적 감각도 뛰어나다. 그러니 소음인을 남편이나 애인으로 둔 여자들은 함부로 머리 모양을 바꿨다가는 두고두고 곤욕을 치르게 마련이다. 광고, 자유기고가, 예술 계통에 종사하는 이들 가운데 소음인이 많은 것도 이 때문이다.

일을 맡을 때도 진행과 결과까지 꼼꼼하게 그린 뒤에 착수하고 계획을 철저히 따른다. 이런 점이 금융 계통에 잘 적응하게 해준다. 그리고 변화를 싫어하고 자기주장을 내세우지 않기 때문에 공무원같이 연공서열을 우대하고 나이와 경력을 중시하는 사회에서 위력을 발휘한다.

소음인들은 술자리에서도 조용히 자리를 끝까지 함께하고 자기의 주장을 펴는 때가 거의 없다. 고민이 많은 편인데도 아주 친한 친구가 아니면 절대 이야기하지 않는다. 사람을 폭넓게 사귀기보다 한번 사귄 사람은 끝까지 챙겨주는 유형이다.

모임도 사람이 많은 것보다 작은 모임을 좋아한다. 어떤 단체나 혈연과 학연에 줄 대기를 좋아해서 모임이 있으면 빠지지 않는다. 자기 사람 외에는 믿으려 하지 않고 자기 가족만 챙기는 면도 있다.

기운이 약한 소음인은 어떤 일이 잘 풀려간다고 해도 잠깐 동안은 기뻐할 수 있지만 완전히 마무리될 때까지는 불안해한다. 사소한 일에도 조바심이 잘 나서 시험을 치르거나 차를 탈 때, 영화를 볼 때면 미리 화장실부터 들르는 사람이 이들이다.

질문을 받으면 가슴부터 두근거리고 마음의 안정을 쉬이 얻지 못해 이럴까 저럴까 망설인다. 시기심도 좀 있고 한번 마음이 상하면 쉽게 풀리지 않는다.

혼자 있는 것을 좋아하고 국가나 사회보다 개인적인 일을 중시하므로 개인주의나 이기주의가 강하게 나타나며 이해타산에 얽매이기도 한다. 이들의 욕심은 재물에 대한 것이라기보다 개인적인 능력을 발휘하는 데 있다.

목소리와 체질

1996년인가, 인천 지하철 폭파 협박 사건을 기억하는 사람이 있는지 모르겠다. 이때 필자는 국립과학수사연구소에 근무하는 한 선배를 만나러

갔다가 녹음된 협박범의 목소리를 들을 수 있었다.

목소리가 둥글둥글한 듯 무겁고 남을 협박하는 처지에 있는 사람답지 않게 서두르거나 급한 기색 없이 어쩐지 주저하는 듯한 말투였다. 천상 태음인이다 싶었는데, 아니나 다를까 잡혔을 때 보니 영락없는 태음인이었다.

이런 사실에 착안해서 필자는 음성 분석을 통해 사상체질을 구분하는 연구를 시작했고, 10여 편의 논문을 써서 발표했다. 그리하여 최종적으로 사상체질 음성분석기를 개발할 수 있었고, 지금도 여러 한의대 병원에서 사용하고 있다.

음성을 통해 사상체질을 구분하는 데는 "아~"하고 3초 동안 음성을 녹음하고, "이~"하고 3초 동안 음성을 녹음한 다음, 짧은 문장인 "우리는 높은 산에 올라가 맑은 공기를 마시고 왔습니다"를 약 5~7초 동안 녹음한다.

그리고 이를 종합해서 주파수의 높낮이와 음성의 강약, 완속, 장단 등의 요소를 분석해서 결과물을 도표 등으로 표시해준다. 이 분석법은 간편하면서도 다양한 음성 요소들의 특성을 비교 분석할 수 있으므로 임상의학에서 많이 활용되는 기법이다.

체질별로 생김새뿐만 아니라 목소리도 저마다 특성이 있다. 굵은 저음이면서 성량이 풍부한 것이 태음인의 목소리이다. 테너 루시아노 파바로티가 바로 그러하다. 최불암의 탁한 목소리도 태음인의 소리이다. 쉰 목

음성 사상체질 진단 결과

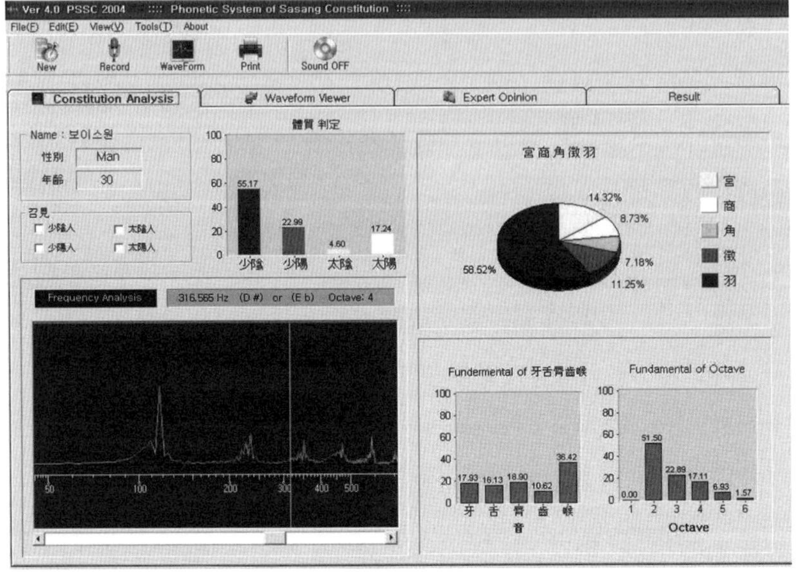

이 결과물을 보면 기본 주파수가 120Hz이고, 소음인 체질인 남성이라는 것을 알 수 있다. 또 궁상각치우 5음 가운데서는 파란색의 우성을 가장 많이 사용하고 있음을 보여준다. 이 분석법의 장점은 소요 시간이 5분밖에 걸리지 않고 상세한 진단 결과가 바로 출력된다는 점이다.

소리로 유명한 연예인 박경림도 태음인에 해당된다.

태음인과 함께 또 목소리가 좋은 체질이 소음인이다. 파바로티의 약간 굵은 듯한 저음이 태음인이라면 성악가 엄정행의 미성은 소음인이다. 옛날 사람들이 말하던 '옥쟁반에 옥구슬 굴러가는 소리'가 소음인을 두고 나온 말일 것이다. 그래서 아나운서 중에는 소음인 체질이 많다. 실제 방송에 출연해서 아나운서들을 만나보면 부드러운 음성을 가진 사람들은 대부분이 소음인 체질이었다.

이에 반해 노래방에서 음정이 올라가지 않는데도 불구하고 악을 지르는 체질은 대부분이 소양인이다. 이들은 목소리가 카랑카랑하고 높은 편이다.

한편 이보다 더 카랑카랑한 목소리를 자랑하는 것이 태양인이다. 이런 사람이 교수로 강의를 하고 있다면 옆 강의실에서는 수업이 잘 이루어지지 않을 정도인데, 그 목소리에 다른 목소리들이 모두 묻혀버리기 때문이다. 그냥 단순히 높다기보다 어떤 힘이 실려 있다.

우리나라 고유 음계인 궁상각치우를 적용시키면 태음인은 궁, 태양인은 상, 소음인은 우, 소양인은 치 음을 가졌다. 태음인이 북이라면 태양인은 징이고, 소음인은 장고, 소양인은 꽹과리에 견줄 만하다.

체질과 목소리

체 질	태음인	소음인	태양인	소양인
사물놀이	북	장고	징	꽹과리
음 성	궁	우	상	치
인물	김대중	엄기영	박정희	강성범

바람기와 체질

"얌전한 고양이 부뚜막에 먼저 올라간다"는 말은 아무래도 소음인을 두고 나온 말이 아닌가 싶다.

얌전하고 나긋한 소음인은 겉으론 약하지만 의외로 성 에너지가 강하다. 그래서 보기와 달리 바람도 많이 피운다. 맥을 짚었을 때 왼쪽의 가장 아래쪽 맥이 오른쪽보다 강하면 십중팔구 바람둥이이다. 그리고 대체로 나이를 먹을 만큼 먹었을 때 성욕이 강해지는 경향이 있다.

이와 반대로 젊었을 때는 바람을 피우다가 나이 들면 잠잠해지는 것이 소양인이다.

기운 없고 손발 차서 고생

|

소음인이 혼자 속으로만 끙끙 앓고 지내는 일이 많은 것은 선천적으로 소화흡수와 기운 순환을 담당하는 기관이 허약한 탓이다.

일 없이 한숨 쉰다고 어른들로부터 꾸중을 듣는 이들은 대부분 소음인이다. 맥박이 약한 데다 손발이 떨리고 힘이 없으며 쥐도 잘 난다. 추위를 많이 타고 손발이 차서 고생을 많이 한다. 그리고 조금만 추워져도 단박에 코가 막힌다. 대신 여름철에도 거의 땀을 흘리지 않으며, 땀이 나면 오히려 힘들어한다.

어릴 적에 설사를 자주 하거나 위염·위궤양을 자주 앓은 이들도 대부분 소음인이다. 따뜻한 것을 좋아하고 찬 데서 잠을 자거나 오이, 수박 같은 찬 음식을 먹으면 아랫배가 아프기 일쑤이다.

조금만 걱정을 해도 소화가 안 돼 체하고 입맛을 잃는다. 학생들은 시험 기간에 두근거림을 느끼고 소화불량과 잦은 설사 때문에 아침을 거르는 경우가 많다. 이들은 변비가 생겨도 그다지 불편을 느끼지 않는 게 특징이다. 술을 잘 마시지 못해 조금만 마셔도 얼굴이 금세 빨개진다.

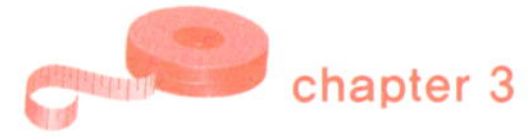

chapter 3

태양인, 과분수의 몽상가
혹은 '그때 그 사람'

번쩍이는 눈빛, 빈약한 몸통

박정희 전 대통령을 처음 만나는 사람은 우선 그 강렬한 눈빛에 기가 질렸다고 한다. 그가 선글라스를 끼고 다닌 것도 그 눈빛을 가리기 위해서라는 말이 있다.

1만 명 중에 겨우 서너 명밖에 되지 않을 정도로 드문 체질인 태양인은 누구나 첫인상으로 번쩍이는 눈빛을 꼽는다.

몸통이나 팔다리는 빈약한데, 머리가 크고 얼굴에서 풍기는 분위기는 범상치 않다. 목소리도 보통 사람보다 한 단계 높다.

정치 드라마에서 박정희 역을 단골로 맡은 배우가 외모는 닮았지만 그 카리스마는 흉내 내지 못한다는 평을 받는 것은 바로 체질을 속일 수 없기 때문이다.

잘되면 영웅, 못되면 폐인

사회적인 통념을 잘 따르지 않고 형식을 싫어하며 예의를 무시하는 듯 보이고 진취적이고 후퇴를 모르는 사람이 태양인이다. 그래서 혁명가나 선동가 가운데에는 태양인이 많다. 조직과 규율을 중시하는 현대의 기업이나 관료사회는 태양인을 잘 견뎌내지 못한다.

태양인은 남들이 생각하지 못하는 기발한 창의력을 발휘하여 발명가 같은 창조적인 계통에서 업적을 세우기도 한다. 하지만 이러한 기상을 펼치지 못하면 낙담하고 도태되어 술로 시름을 잊는 등 폐인이 되기 십상인 것도 이들 기질이다. 술을 좋아하던 시선 이태백도 태양인이었다.

이들은 소시민들의 '티끌 모아 태산'보다 일확천금에 더 몰두하므로 이름난 주먹, 노름꾼 중에도 태양인이 많다. 짧고 굵게, 화끈하게 삶을 살아가려다보니 과장이 심하고 과격해질 수 있으며, 인생살이의 앞부분보다 뒤끝이 불행해지는 경우가 많다.

대인 관계에서도 사소한 것들은 무시해버리므로 까다롭지 않고 시원시원하다는 평을 듣는다. 큰 걸 내다보는 이들은 흔히 필부가 소중하게 여기는 일상생활의 행복에 가치를 두지 않는다.

"오직 당신만을 사랑해!" 하는 식의 연애도 잘 못하는 것은 물론이다. 한 곳에 정착하지 못하는 '풍운아'가 되기 쉽다. 여자들은 '여자답지 못하다'라는 소리를 자주 듣는다.

위로 솟구치는 기운, 잘 다스리면 건강

태양인은 현실적이지 못하고 머릿속에 공상이 많다. 현실이 생각을 따라주지 못하므로 조울증에 걸리기도 쉽다. 화도 잘 내는 편이며, 술을 마시면 과대망상증이 나타나기 쉽다.

태양인은 흡수하는 기능은 떨어지고 생식기능도 약해 불임증이 많다. 허리가 약해서 오랫동안 걸으면 다리에 힘이 없고 아프다. 고기를 먹으면 속이 울렁거리고 잘 토해 과일을 좋아하는 사람이 많다.

기운이 위로 쉽게 솟구쳐 과격해지기 쉬운 태양인은 소변만 시원하게 잘 봐도 건강하다는 증거로 볼 수 있다.

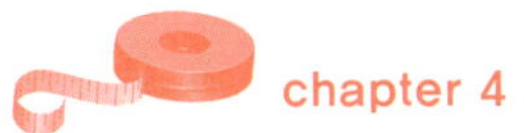

chapter 4

스칼렛 오하라의 화끈함, 소양인

마르고 강단 있는 용모

〈바람과 함께 사라지다〉의 화끈한 여배우 스칼렛 오하라는 소양인의 전형이다. 또 도올 김용옥 선생 같은 팔방미인도 소양인이라고 보면 된다. 또 개그맨 가운데에는 강성범 씨가 소양인이다. 몇 년 전에 KBS 방송 〈무엇이든 물어보세요〉에 같이 출연했을 때 직접 진찰해보니 소양인 특성을 많이 가지고 있었고, 과거 몸이 좋지 않았을 때에도 소양인의 병증이 많이 나타났다.

그리고 가수 김국환 씨도 소양인이다. 김국환 씨도 방송에서 직접 만나 진찰해볼 기회가 있었는데, 목소리 특성에 대해 알려주자 깜짝 놀라면서 자신의 비밀이라고 말할 정도였다.

소양인은 표정이 날카롭고 눈빛이 예리하다. 이목구비가 강렬하고 깎

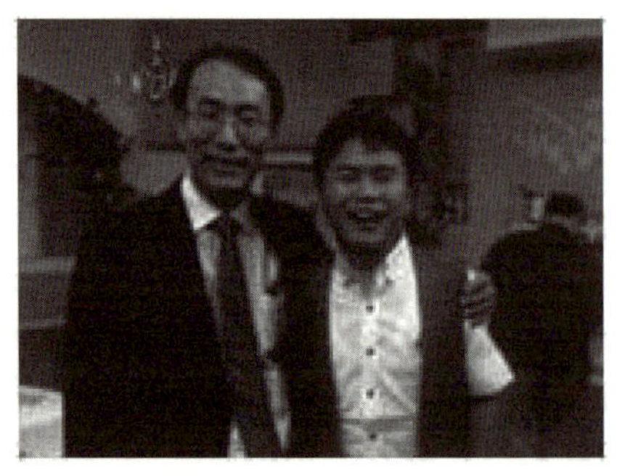
소양인 강성범과 필자

은 듯한 인상을 주며, 얼굴형이 길고, 뒤통수나 이마가 짱구일 가능성이 높다. 대체로 상체가 실하고 하체가 빈약한 편이다. 근육이 없이 말랐지만 뼈대는 의외로 단단하다.

느린 것을 싫어하고 걸음걸이도 빠르다. 몸을 꼿꼿이 세운 채 앞뒤, 좌우를 살피고 흔들며 걷는 습관이 있다. 또 호흡과 맥박이 대체로 빠르다. 앉은 자세가 불안하여 책상다리를 하거나 다리를 꼬고 앉아야 편하다는 사람도 있다. 목소리도 낭랑하게 높다.

실속 없는 박애주의자

소양인은 원래 기운이 쉽게 움직이므로 쉽게 흥분하고 감정이 격앙되는 것이 특징이다. 솔직하고 직선적이라 함부로 말을 뱉어놓고 언제나 뒷수습에 신경 쓰는 편이다. 비밀이 없고 좋은 마음으로 남에게 한 말이 피해를 주기도 해 따돌림을 당하기도 한다. 또 말과 행동이 빠르다.

생각한 일은 당장 실천에 옮겨야 하기 때문에 꼼꼼하지 못하고 일이 끝난 다음 마음을 쓰게 된다. 일 벌이기를 좋아해서 시작은 잘하지만 마무리가 완벽하지 못하다. 중간에 마음을 바꾸는 바람에 원래 계획에서 벗어나곤 하는 것이다.

한마디로 용두사미가 되기 십상이다. 처음에는 일에 빠졌다가 웬만큼 일이 굴러갈 때쯤이면 흥미를 잃어버리기 때문에 어쩔 수 없이 나타나는 현상이다. 머리가 좋아 어려서는 공부를 잘하지만 학년이 올라갈수록 산만해져서 성적이 떨어지기도 한다.

소양인들은 사람들 앞에 나서는 것도 좋아하고 남을 위하는 것도 좋아한다. 어떤 임무를 맡기더라도 몸을 사리지 않는다. 특히 개인적인 일보다 이득 없는 공적인 일에 헌신적이다.

그래서 남자인 경우 '밖에서는 백 점짜리, 안에서는 빵 점짜리'라는 평을 듣기도 한다. 애써 힘든 일을 찾아서 하기도 하고, 남의 일에 간섭하기도 한다. 부정·부패·부조리에는 언제나 반발하고 나선다.

소탈하고 누구한테나 편안한 인상을 준다. 어느 집단에 소속되어 구속받는 것을 싫어하고 진득하지 못하여 고위 공무원이나 연구원, 교수 가운데서는 찾아보기 힘들다. 외판원이나 중개사, 서비스업 종사자가 적성에 맞다. 군인이나 경찰, 스님, 신부, 수녀 가운데서도 종종 찾아볼 수 있다.

서두르는 성격 때문에 약속 시간도 항상 미리 가서 기다리는 편이다. 즉흥적이어서 실수한 뒤에 구설수에 오르기도 한다. 창조적이고 응용력이 뛰어나고 의문과 호기심도 많아서 기발한 시도도 많이 한다.

혼자서 해보는 체질 진단

특성	1	2	3	4
땀	땀이 많고, 흘리면 개운하다	전혀 없다	잠잘 때 많다	적은 편이다
성격	생각이 많다	여성적이다	즉흥적이다	후회가 없다
물 마시기	많이 마신다	거의 안 마신다	찬물만 마신다	물만 먹고 산다
걸음걸이	의젓하고 점잖다	자연스럽다	빠르고 몸을 잘 흔든다	잘 넘어진다
체격	크고 풍채가 좋다	가냘프고 날씬하다	말랐고 강단 있다	머리가 크고 말랐다
얼굴 모습	둥글고 크다	갸름하다	뾰족하고 날카롭다	눈빛이 번쩍
음식 기호	육식만 좋다	비린 것을 싫어한다	밥만 먹는다	채소만 먹는다
식습관	얼큰해야 좋다	뜨거워야 좋다	뜨거우면 싫어한다	찬밥만 먹는다
목소리	탁하고 부드럽다	약하고 부드럽다	쉽게 높아진다	아주 높은 편이다
수면 습관	잠이 많고 잘 잔다	잘 못 일어난다	일찍 일어난다	불규칙하다
술	아주 잘 마신다	분위기만 즐긴다	빨리 취한다	술버릇이 심하다
대인 관계	원만하다	오랜 친구만 좋다	잘해주고 욕먹는다	누구나 친구
외모	멋있게 보인다	올망졸망 예쁘다	촌스럽거나 혹은 단정하다	투박하고 어설프다
손발 피부	두껍고 때때로 트기도 한다	가늘고 연약하다	단단하고 거칠다	뼈대가 굵다

1번이 가장 많으면 태음인, 2번이면 소음인, 3번은 소양인, 4번이면 태양인일 가능성이 높다. 이것은 어디까지나 확률이므로 정확한 진단은 전문가의 도움을 받는 것이 좋다.

위장은 고조, 배설은 저하

소양인은 위장 기능이 항진되어 있고, 배설과 성기능에 관계되는 비뇨생식기의 기능은 떨어져 있다. 아무런 이상이 없는데도 불임이 있는 여성들은 소양인일 가능성이 높다. 남자들의 경우 양기 문제에서 지구력이 떨어져 나타난다.

이 체질은 몸이 좋지 않을 때 나타나는 첫 번째 징후가 대변이 굳어지는 것이다. 때때로 귀가 멍하고 편두통을 앓기도 한다. 방광과 허리, 치아, 귀가 약하고 피로하면 잇몸이 들뜨기도 한다. 평소에도 자주 어지럽고 뜨거운 목욕탕에 들어가면 어지러움 때문에 오래 있지 못한다.

한겨울에도 얼음물을 찾고 늦은 오후엔 얼굴이 달아오르기도 한다. 술을 너무 마시면 허열이 자주 달아오르고 맥박이 빨라진다. 건망증이 심한 편이다.

체질과 보약

일반적으로 간은 눈과 밀접한 관련이 있다. 그래서 야맹증으로 비타민 A가 필요할 때는 간이나 간유를 처방해준다.

어떤 사람이 눈이 어두워서 노루의 간을 먹었더니 밝아졌다. 이 말을 듣고 다른 이도 따라했는데 피를 토하고 죽고 말았다. 눈이 밝아진 사람은 소음인이고, 피를 토하고 죽은 사람은 소양인이다. 노루의 간은 따뜻한 성질을 지니고 있어 차고 허약한 소음인이 먹으면 약이 되지만, 열이 많은 소양인에게 노루 간은 독약을 삼키는 것과 다르지 않다.

인삼, 녹용은 보약의 대명사이지만 누구에게나 다 좋은 것은 아니다. 어떤 사람에게는 오히려 해가 될 수도 있다. 천하의 산삼이라도 마찬가지이다.

인삼은 숙취를 해소하는 등 훌륭한 효능을 가진 약이지만, 몸이 뜨거워서 겨울에도 이불을 덮지 않을 정도로 열이 많은 사람에게는 좋지 않다. 녹용도 그렇다. 몸이 허약해서 자주 감기에 걸리고 땀이 많은 사람에게 좋다. 코피를 잘 흘리고 양기가 떨어진 사람에게도 효과를 발휘한다. 그러나 감기가 들었거나 음허 증상이 있을 때는 피해야 한다. 제 몸에 맞지 않게 쓸 바에는 아예 쓰지 않는 것이 좋다.

태음인에게는 녹용, 웅담, 오미자, 맥문동, 칡 등이 좋고, 소음인에게는 인삼, 부자, 황기, 계피, 당귀, 감초가 잘 맞는다. 태양인에게 좋은 보약 재료로는 오가피, 모과, 다래, 솔잎, 붕어를 들 수 있고, 소양인에게는 숙지황, 산수유, 구기자, 생지황, 영지버섯 등이 좋다.

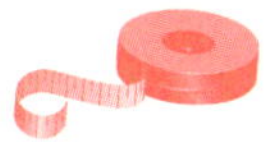

넷째 마당 :

다이어트를 시작하기 전에

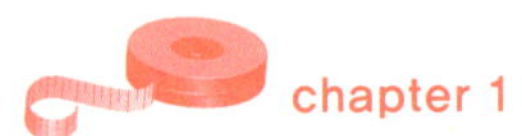

chapter 1

나는 어느 정도 비만인가

허리둘레는 심장마비 위험도와 비례

단적으로 허리둘레가 94cm인 남자와 80cm인 여자는 더 이상 체중을 늘려서는 안 되며, 102cm 이상인 남자와 88cm 이상인 여자는 무조건 살을 빼야 한다.

허리둘레의 지방은 엉덩이의 지방보다 건강상 훨씬 더 위험하다. 허리둘레는 심장마비 위험도의 지표라 할 수 있으며, 여러 신체 대사와 밀접한 관련을 맺고 있다.

CT촬영이니 하는 복잡한 과정을 거치지 않고도 가정에서 손쉽게 비만 여부를 알 수 있는 방법으로는 피하지방의 두께를 재거나 신체치수로 비만도를 측정하는 방법이 있다.

표준 몸무게, 브로카 공식

브로카 공식은 가장 손쉬운 방법으로서 널리 사용되고 있다. 자신의 키에서 100을 뺀 다음에 0.9를 곱하여 얻은 수치가 표준체중이 된다.

예컨대 키가 160cm의 사람이라면 (160-100)×0.9=54이므로, 54kg이 자신에게 알맞은 표준체중이 되는 것이다. 다만 키가 150cm 이하인 경우에는 신장(cm)에서 100을 뺀 것이 표준체중이 된다. 비만을 측정하는 기준은 네 가지로 구분해서 살펴볼 수 있다.

	정상 체중 대비
체중 부족	90% 미만
정상 체중	90~110%
체중 과다	111~120%
비만	121% 이상

여기서 10% 한도 내로 적거나 많은 것은 정상 체중으로 간주한다. 과체중은 표준체중에서 10% 이상 많을 때이고, 비만은 20%를 초과할 때이다. 표준체중에 비해 10% 이상 모자라는 것은 저체중이 된다. 키가 170cm인 사람의 경우 표준체중은 63kg이고, 69.3kg을 넘기면 과체중, 75.6kg 이상은 비만, 56.7kg 미만은 저체중인 셈이다.

그러나 영화배우 아놀드 슈워제네거 같은 체형은 몸무게가 많이 나가도 비만으로 보지 않는다. 왜냐하면 그는 운동으로 근육이 다져진 것일 뿐 체지방 비율이 높은 것은 아니기 때문이다.

신체질량지수(BMI)

이런 오차를 줄이기 위해 고안해낸 방법이 '카우프 지수'라고도 불리는 신체질량지수(Body Mass Index)이다. 신체질량지-수는 체중(kg)을 키(m)의 제곱으로 나눈 것인데, 신체의 지방양과 잘 맞아떨어진다.

$$신체질량지수(카우프 지수) = 체중(kg) / 신장(m)^2$$

신체질량지수(BMI)에 의한 비만도 측정

나이	마른형	표준형	과체중형	비만증	병적인 비만증
20대	17.9 이하	18~23	24~30	30 이상	40 이상
30대	18.4 이하	18.5~24	25~38	30 이상	40 이상

신장이 160cm이고 체중이 55kg인 사람이라면 $55/(1.6)^2=21.5$가 된다. 이 숫자를 표와 대조해보면 자신이 표준형인지 과체중형인지 금방 알 수 있다. 이 신체질량지수가 22이면 딱 알맞은 체격이라는 뜻이 된다.

한국인 남·여 표준체중표

키 (cm)	남자(연령군)				키 (cm)	여자(연령군)			
	20–29	30–39	40–49	50–59		20–29	30–39	40–49	50–59
150	47.27	48.5	49.2	46.2	145	42.21	45.01	46.54	45.72
151	47.86	49.3	49.9	47.0	146	43.84	45.63	47.16	46.40
152	48.45	50.1	50.6	47.8	147	44.43	46.25	47.78	47.09
153	49.04	50.9	51.4	48.6	148	45.03	46.87	48.40	47.77
154	49.63	51.7	52.1	49.4	149	45.62	47.49	49.02	48.45
155	50.22	52.5	52.9	50.2	150	46.22	48.11	49.65	49.14
156	50.81	53.3	53.6	51.0	151	46.22	48.72	50.27	49.82
157	51.41	54.1	54.4	51.8	152	47.41	49.34	50.89	50.50
158	51.99	55.0	55.1	52.6	153	48.00	49.96	51.51	51.18
159	52.58	55.8	55.8	53.4	154	48.60	50.58	52.13	51.87
160	53.17	56.6	56.6	54.2	155	49.19	51.20	52.76	52.56
161	53.76	57.4	57.3	55.0	156	49.79	51.82	53.38	53.23
162	54.35	58.2	58.0	55.8	157	50.38	52.44	54.00	53.92
163	54.94	59.0	58.8	56.6	158	51.98	53.06	54.62	54.60
164	55.53	59.8	59.5	57.4	159	51.57	53.68	55.24	55.28
165	56.12	60.6	60.3	58.2	160	52.17	54.30	55.87	55.97
166	56.71	61.4	61.0	59.0	161	52.76	54.91	56.49	56.65
167	57.30	62.2	61.8	59.8	162	53.36	55.53	57.11	57.33
168	57.89	63.0	62.5	50.6	163	53.95	56.15	57.73	58.01
169	58.48	63.9	63.2	61.4	164	54.55	56.77	58.35	58.70
170	59.07	64.7	64.0	62.2	165	55.14	57.39	58.98	59.38
171	59.66	65.5	65.5	63.0	166	55.74	58.01	59.60	60.06
172	60.25	66.3	65.7	63.8	167	56.33	58.63	60.22	60.75
173	60.84	67.1	66.2	64.6	168	56.93	59.25	60.84	61.43
174	61.43	67.9	66.9	65.4	169	57.52	59.87	61.46	62.11
175	62.02	68.7	67.7	66.2	170	58.12	60.49	62.09	62.80
176	62.61	69.5	68.4	67.0	171	58.71	61.10	62.71	63.48
177	63.20	70.3	69.2	67.8	172	59.31	61.72	63.33	64.16
178	63.78	71.1	69.9	68.6	173	59.90	62.34	63.95	64.84
179	64.38	71.9	70.6	69.4	174	60.50	62.96	64.57	65.33
180	64.97	72.8	71.4	70.2	175	61.09	63.58	65.20	66.21

　신체질량지수 외에도 삼두박근을 잡아서 비만의 정도를 알아내는 방법이 있다. 팔꿈치를 구부리지 않은 상태에서 삼두박근의 피하지방을 잡았을 때 1cm가 넘으면 이미 비만이다. 근육이 발달된 사람은 피하지방의 두께가 얇을 것이고, 운동을 하지 않고 살이 찐 사람은 두꺼울 것이기 때문이다.

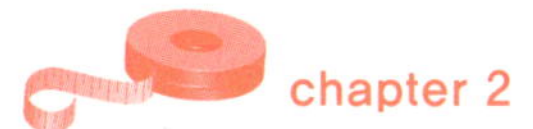

chapter 2

불청객, 비만은 왜 찾아오나

양방에서 말하는 비만

비만에 관한 학설로는 유전학설, 지방세포설, 수치결정이론(Set Point Theory) 등이 있으나 아직까지 명확하게 밝혀진 것은 없다.

유전학설은 비만이 어느 정도 유전성이 있다고 보는 것이다. 부모 중한 사람이 비만이면 그 자녀가 비만일 확률은 50%로 나타난다. 이때 한가족이 식생활 같은 환경적인 부분까지 공유한다는 점을 감안하면 확률은 90%로 올라간다. 또 부모 양쪽이 모두 비만일 경우 그 확률은 95%까지 올라간다.

반대로 부모가 마른 체질이라면 자녀가 비만해질 확률은 10%밖에 되지 않는다. 이것은 에너지를 소비하는 힘이 체질 자체에 얼마나 영향을 미치느냐 하는 문제이며, 또 식습관이나 생활방식도 부모를 닮기 때문이다. 따라서 부모가 비만인 사람은 각별히 자신의 식습관과 생활습관을 관리할 필요가 있다.

다이어트에 성공한 사람의 95%는 다시 살이 찌게 마련이다. 이렇게 본다면 다이어트를 시도하는 것은 결국 관련 회사의 배만 불려줄 뿐, 본인에겐 아무런 득도 없는 셈이 아니겠는가.

그렇다면 도대체 살은 왜 다시 찔까? 그 때문에 어떤 사람들은 수치결정이론을 제시하기도 한다.

이 이론에 따르면, 인간은 태어날 때부터 음식 섭취량과 그에 따른 적절한 몸무게가 정해져 있어 인체는 항상 그것을 유지하려는 경향이 있다는 것이다.

바꾸어 말하면 우리가 다이어트를 한다고 난리를 쳐도 본래대로 돌아가게 마련이라는 것이다. 참으로 실망스런 얘기이다. 하지만 정말로 그럴까?

한방에서 말하는 비만

한방에서는 기가 잘 통하면 건강하다고 말한다. 반대로 기가 막히고 흐름이 느려지면 어느 한쪽으로 기운이 몰리고 통증이 나타난다. 살이 찌는 것 역시 사람의 기운이 막혀서 한 부위에 몰린 결과라 할 수 있다. 즉 비만도 병이라고 보는 것이다.

사람마다 기운이 잘 통하는 장기와 잘 통하지 않는 장기가 다 다르다. 따라서 비만의 유형도 저마다 다르다. 어떤 사람은 전체적으로는 말랐지만 배만 올챙이처럼 나왔는가 하면, 또 어떤 사람은 유독 엉덩이와 다리에 살이 많기도 하고 더러는 등에 살이 몰려 있기도 하다.

모든 것은 기운의 흐름에서 나온다. 기운의 흐름을 되찾고 움직임을 가뿐하게 하는 것, 바로 이것이 체질 개선을 통한 다이어트의 목적이다.

갑상선 이상이 비만을 부르기도 한다

단순히 과식이나 운동 부족 등으로 살이 찌는 경우 말고도 내분비 이상이나 대사 이상의 질환 때문에 비만이 되기도 한다.

뇌하수체전엽 기능 감퇴로 일어나는 질환, 뇌염 후유증, 뇌종양, 갑상선 기능 저하증, 당뇨병 초기, 부신피질 기능항진, 성선기능 저하증, 수은 저류성 비만 등이 그러한 예이다.

이러한 경우 다이어트보다 병을 잘 치료하는 일이 우선이다. 여기서는 일반적인 비만을 다루고자 한다.

마음 놓고 살찔 수 있는 기회, 출산

상당수의 여성이 임신과 출산으로 살이 찌기 시작한다. 산모 자신의 대사 요구와 태아의 안전한 생존을 위해 체중이 어느 정도 증가하는 것은 필수적이다. 태아 3.4kg, 태반 0.7kg, 양수 1.0kg, 자궁 1.1kg, 유선 0.5kg, 산모의 혈액량 증가 1.6kg만 해도 기본적으로 임산부는 체중이 늘어날 수밖에 없다.

미국의 산부인과 의사들은 임신 기간 중에 약 13~14kg 정도 체중이 증가하는 것은 바람직하다고 보고 있으며, 미국 국립과학원에서는 약 12~16kg의 체중 증가를 권장하고 있다.

체중 증가는 또한 임신 주별로 다르다. 임신한 지 첫 3개월 동안에는 0.5~1.0kg 정도 증가하는 것이 알맞고, 4개월부터 6개월까지는 5~5.5kg, 7개월부터 마지막 달까지 5~5.5kg 정도 증가하는 것이 적당하다.

이것은 어디까지나 표준체중을 기준으로 한 것이다. 마른 사람이라면 체중을 더 늘려 계산한다. 쌍둥이를 임신한 여성은 일반적인 경우보다 3~5kg 정도 더 늘어날 수 있다.

하지만 비만인 여성은 최소한의 체중 증가만 있어야 한다. 그렇다고 임신 중에 무리한 다이어트를 하라는 것은 아니다. 임산부가 굶주리면 몸속에 저장된 지방이 이화작용을 거치면서 케톤뇨나 케톤혈증이 더 쉽게 생긴다. 이것은 태아에게 나쁜 영향을 미친다.

산후에는 살이 찌는 것이 보통이다. 임신 중에 늘어난 식사량은 출산을 한 이후에도 잘 고쳐지지 않는다. 따라서 아무리 먹어도 배가 부르지 않으며 얼큰하고 단것을 찾게 된다. 더구나 오늘날에는 분유를 먹이는 산모들이 많아 아기에게 모유를 먹이는 과정에서 소비되던 600~700kcal를 소모하지 못하므로 예전보다 훨씬 더 살이 찌기 쉽다.

아이를 낳고 난 뒤에는 원래의 체중으로 빨리 돌아갈 수 있어야 한다. 돌아가는 기간은 빠를수록 좋고, 아무리 늦어도 6개월을 넘지 않아야 한다.

모든 병은 회복 기간이 3개월 이내여야 한다. 그렇지 않으면 영영 회복하지 못할 수도 있다. 출산 후 비만도 마찬가지이다. 6개월 이내에 회복하지 못하면 우리 몸은 그 불어난 체중이 원래 자기의 체중인 걸로 인식하게 된다. 이른바 체중조절점(set point)이 되는 것이다. 그러면 이후에 아무리 다이어트를 해도 이 체중을 벗어나지 못하게 된다.

특히 몸무게가 정상으로 돌아가지도 않았는데 계획에 없던 임신을 하게 되면 체중이 더욱 불어나 각종 질병의 원인이 된다. 이른바 임신중독증이나 당뇨병이 생길 수도 있다.

체질과 비만은 어떤 관련이 있을까

같은 원인으로 병이 든다 해도 사람의 체질마다 그것을 수용하는 능력이 다르기 때문에 병이 나타나는 현상도 저마다 다르다. 비만도 이와 마찬가지이다.

'누구누구의 살 빼기'란 식으로 대대적인 이벤트를 벌인 연예인이 실제로 살이 빠진 것을 본 적이 있는가. 살이 쉽게 찌는 체질인데도 그것을 무시하고 날씬한 체질의 사람과 똑같은 요법을 쓰니 아무런 효과가 없는 것이다.

발산하는 기능이 약해 살찌기 쉬운 태음인

미국의 클린턴 전 대통령은 평소 고기가 들어간 햄버거를 간식으로 즐겨 먹어왔다. 안 그래도 건장한 체격이던 클린턴은 대통령에 당선되고 나서 운동량이 부족해지자 체중이 걷잡을 수 없이 늘어났다. 한때는 0.1톤 수준인 96킬로그램까지 불어났다고 한다.

부인인 힐러리 여사는 남편이 위험 수위에 이르렀다고 판단하고 햄버거를 못 먹게 하려고 했으나, 클린턴이 워낙 좋아해서 끊기가 쉽지 않았다. 그래서 생각해낸 궁여지책이 고기처럼 만든 가공 콩이었다. 플로리다 주 식품회사에 콩으로 된 햄버거 패티를 주문해서 먹게 한 것이다.

대통령의 자리에 오를 만큼 의지력이 강한 클린턴도 태음인으로 타고난 체질 탓에 이런 고생을 겪어야 했던 것이다.

일명 '간대폐소자'(肝大肺小者)인 태음인은 흡수하고 저장하고 여러 가지 종류의 물질을 만들어내는 간의 기능은 활발한 대신, 운동을 통해서 에너지를 발산하는 폐의 기능은 저하되어 있다. 그래서 먹는 대로 살로 가기 쉽다. 한마디로 살찌기 쉬운 체질이다.

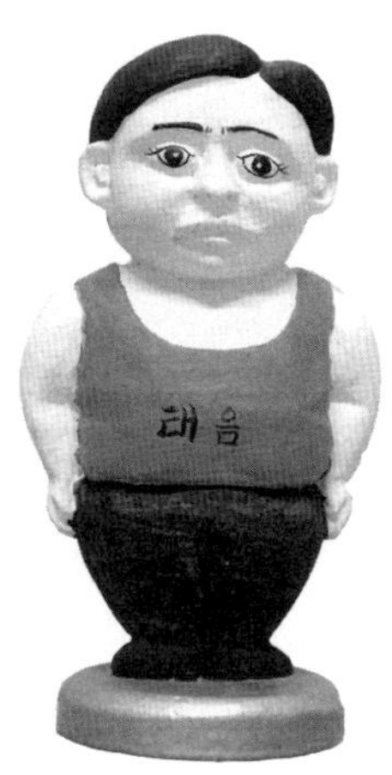

실제로 비만 치료를 받으러 오는 환자의 70% 이상이 태음인이다. 이들의 혈액 속 지질 성분을 분석해보니 유리지방산이 압도적으로 많았다.

유리지방산은 음식물이 중성지방으로 변하기 전 단계의 물질로, 신진대사가 제대로 되지 않을 때 이런 현상이 나타난다. 신진대사가 잘 안 되는 것은 운동이 부족해서이다. 움직이는 것을 싫어하는 태음인의 타고난 특성과 관련이 있다고 볼 수 있다.

태음인은 변비가 생기거나 자주 붓기 시작할 때 갑자기 체중이 증가한다. 아침에 일어나면 얼굴이나 눈 주위, 손등이 부어 있는 사람이 많고, 특히 배나 엉덩이에 살이 집중적으로 찌는 유형도 있다. 피곤하면 심폐기능이 약해져 잘 붓지만, 충분히 휴식을 취하면 금세 빠진다. 스트레스를 받으면 닥치는 대로 먹어 하루에 2~3kg이 증가하기도 한다.

약물로 인해서 살이 찌는 경우도 있다. 갑자기 식욕이 돌고 자꾸만 잠이 오는 경우에는 일단 약부터 끊고 전문가와 상담해야 한다.

태음인 중에는 살찐 사람이 많지만, 그만큼 다이어트에 탁월한 효과가 나타나는 것도 이 체질이다. 잘만 하면 거의 100% 수준으로 체중 감량에 성공할 수 있는 체질이다.

살 좀 쪄봤으면 하다가 정말 살이 찌는 소음인

선천적으로 호리호리한 모델이나 연예인들은 거의 소음인 체질이다. 아무리 먹어도 살이 안 찌고, 한번 살이 쪄봤으면 좋겠다는 사람들이다.

소음인은 소화기가 약하고 한꺼번에 많은 양의 음식을 먹지 못하기 때문에 살이 찌는 경우가 드물다. 하지만 요즘은 옛날과 달리 열량이 높고 소화되기 쉬운 음식이 주위에 널려 있기 때문에 살이 쪄서 고생하는 경우도 종종 있다.

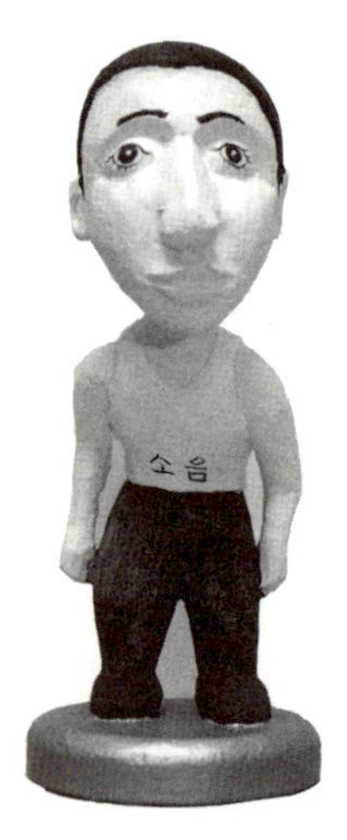

소음인은 기운의 순환이 느리고 정신적으로 불안하면 병이 된다. 비만도 마찬가지이다. 일단 몸 상태를 정상화시켜야 살도 빠진다.

30대 후반의 김지연(가명) 씨는 메이크업 전문 강사로, 키 163cm에 몸무게 68kg의 체격이다. 원래는 52kg밖에 나가지 않았는데, 첫아이를 낳고 나서 15kg이나 증가하더니 지금까지 빠지지 않았다고 한다.

살이 찌면서부터 다리가 걷잡을 수 없이 붓고, 등 아래로 온몸이 아파서 남편이 마사지를 해주기도 한단다. 옛날에는 피부도 고왔는데 지금은 푸석푸석해서 화장만 하면 심하게 들뜬다고 했다. 무엇보다 무기력증만이라도 해결되면 원이 없겠단다.

원래 그녀는 식욕이 왕성하지 않아서 많이 먹지도 못하고, 전국을 돌아다니면서 하루에 두 번 정도 강연을 하므로 에너지 소모도 꽤 많은 편이었다. 아무리 봐도 살이 찔 이유가 없어 보였다.

다만 아이를 낳을 때 제왕절개를 한 것이 마음에 걸린다고 했다. 그녀와 체질이 비슷한 두 언니는 자연분만을 했는데, 애를 둘씩이나 낳고도 여전히 날씬하기 때문이다.

그녀는 평소에 우유나 찬 맥주를 마시면 설사를 하고 아무리 목이 말라도 콜라 하나를 다 마시지 못했다. 땀도 줄줄 흐른 적이 없고 아주 무더운 여름에도 땀이 조금 나오다 마는 정도였다.

이 환자는 소음인 체질을 타고난 사람으로, 출산을 겪으면서 몸에 많은 변화가 생겨난 것으로 생각된다. 원래 소음인 체질은 소화기관이 약해서 살이 잘 찌지 않는다.

그러나 건강이 나빠지면 그렇지 않아도 느리고 약한 맥이 더욱 약해져 기초대사량이 떨어지고 서서히 살이 붙게 된다. 임신 중에 증가한 체중이

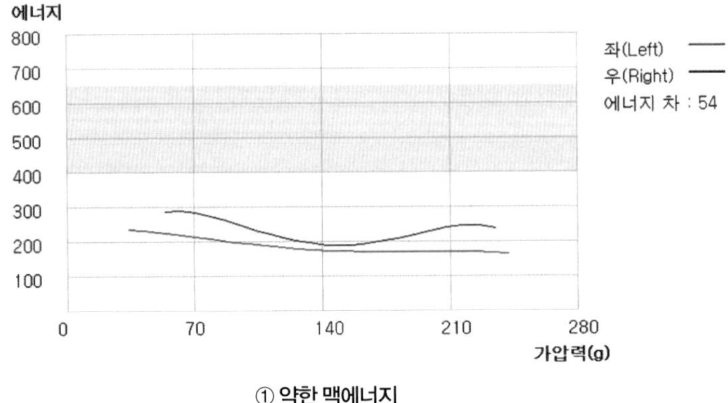

① 약한 맥에너지

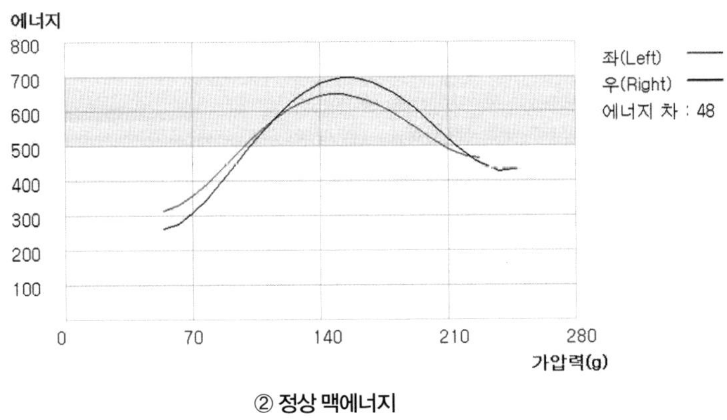

② 정상 맥에너지

그림 ①은 맥이 약해서 오른쪽에 나타내는 파란색은 200~300에 머물고, 붉은색의 왼쪽 맥에너지는 150~250에 머물러 있다. 반면 그림 ②는 맥이 정상적이라서 파란색은 500~700, 붉은색은 500~650에 해당된다.

출산 후에도 잘 빠지지 않는다고 호소하는 이들이 대부분 이런 경우이다.

김지연 씨의 맥에너지는 왼쪽이 150~250, 오른쪽은 200~300에 지나지 않았다. 정상적인 에너지 소모가 이루어지려면 최소의 맥에너지가 500~700 전후가 되어야 한다는 걸 감안하면 맥이 한참 낮은 것이다.

이런 경우에는 기운을 보강해서 맥을 정상으로 올리는 것이 급선무이다. 그러고 나서 몸에 맞는 다이어트 처방을 해줬더니 12주가 지나자 58kg의 딱 좋은 몸매가 되었다.

몸매 방치하다 '아차' 하는 태양인

태양인은 워낙에 숫자가 적기 때문에 잘 염두에 두고 있지 않으나, 이들 중에도 뚱뚱한 사람들이 있다. 여자들도 대체로 성격이 걸걸하고 남의 이목에 대해서 무신경하며 몸매를 다듬는 데도 그다지 관심이 없다.

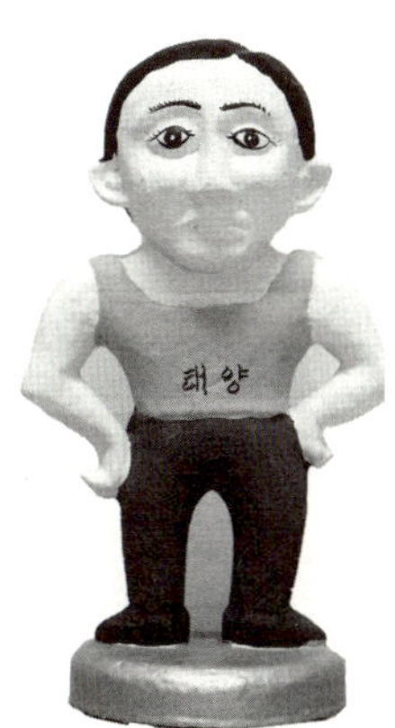

특히 이들 같은 경우 일은 별로 하지 않으면서 술만 마시는 식으로 영양 공급이 과잉되면 살이 찔 수도 있다. 하지만 이들은 선천적으로 소화 흡수하는 기능이 약하기 때문에 어느 정도만 신경을 쓰면 아주 날씬한 몸을 유지할 수 있다.

대학에서 한국무용을 가르치는 37세의 김 교수는 비참한 심정에 빠졌다. 무용의 생명은 우아한 몸놀림인데, 살이 쪄서 동작이 유연하게 되지 않는다는 것이다.

학생들 앞에서 시범을 보이다 뜻대로 되지 않으면 오버 액션을 하기 일쑤였고 다치는 일도 많았다. 또 날씬한 몸매의 다른 무용가들과 비교되어 패배감마저 든다고 했다.

원래 49kg으로 날씬했던 그녀는 첫아이를 낳았을 때까지는 그런대로 괜찮았다고 한다. 무용 동작이 다소 부자연스럽긴 해도 지도하기에는 크게 무리가 없었다.

그러나 문제는 둘째 아이를 가졌을 때부터였다. 임신중독증을 앓은 데다 몸무게가 28kg이나 늘어나버린 것이다. 출산 후에는 온몸 구석구석 안 아픈 곳이 없었다. 흑염소를 먹으면 좋다는 얘기를 듣고 몇 마리 먹었는데, 체중이 빠지기는커녕 오히려 온몸이 부어오르기까지 했다.

둘째 아이를 낳은 지 벌써 8년이나 됐는데도 여전히 증세가 호전되지 않고 악화일로를 걷고 있었다. 게다가 작년에는 졸업작품전을 지도한 탓에 어깨관절에서 발바닥까지 뜨끔뜨끔했다. 오른쪽 턱뼈와 옆쪽 머리뼈 사이 관절에 연골이 자라면서 은근한 두통이 지속되기도 했다.

잠도 제대로 이루지 못하고 소변도 시원치 않아서 항상 몸이 무겁고 자꾸 누울 자리를 찾게 된다고 했다. 특이한 것은 하루에도 대변을 여러 번 본다는 것이다.

이 여성은 태양인으로 원래 살이 잘 찌지 않는 체질이다. 하지만 몸에 커다란 영향을 미치는 출산을 겪은 데다 체질에 맞지 않는 산후조리를 한 탓에 몸의 균형이 무너져버리고 말았다.

더구나 태양인에게 흑염소는 약보다 독이 되는 음식이다. 주변에서 좋다는 말만 믿고 너무 많이 먹은 것이 탈이 된 것이다.

먼저 그녀의 식생활을 체질에 맞게 교정해주고 약물 치료와 침 치료를 했더니 몸이 차츰 좋아졌다. 일단 몸 상태가 좋아지자 무용을 다시 할 수 있었고, 그것이 운동 효과를 발휘하여 2개월 만에 원래의 날씬한 몸매를 되찾게 되었다.

소양인, 천천히 씹어 과식을 피하자

소양인은 원래 마른 체격이다. 화기(火氣)가 많아 성질이 급하고 행동이 날쌔기 때문이다. 한 군데 눌러앉아서 입으로만 다른 사람을 부리기보다 직접 몸을 움직이기 때문에 살이 잘 찌지 않는다.

다만 성격이 급해 빨리 먹다보니 과식하기 쉬운 경향이 있다. 과식이 살로 연결된다는 것은 설명하지 않아도 알 것이다. 흑염소탕이나 개소주, 보신탕을 많이 먹고 나서 몸 상태가 나빠져 살이 찌는 경우도 많다. 출산 후에 한약을 먹고 체중이 증가했다는 사람들도 있다.

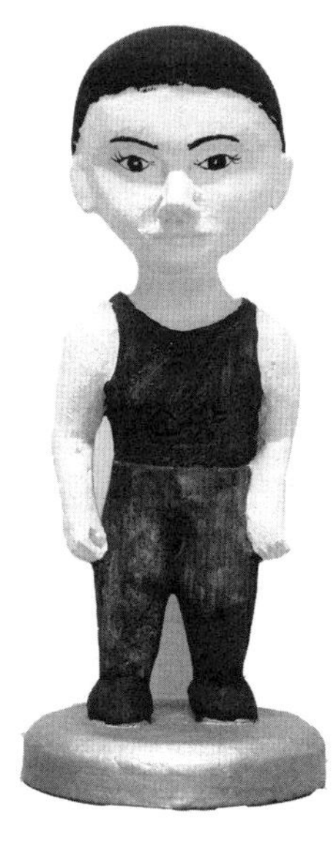

이은미 씨는 현재 모 병원에 근무하는 사무직 여성으로 29세이며, 키가 158cm에 몸무게가 67kg이다. 다음은 이씨가 편지로 써온 내용을 옮긴 것이다.

본래 저는 잘 붓고, 알레르기성 비염이 있어서 고생하고 있었습니다. 결혼 전 저의 몸무게는 49kg이었고, 결혼해서 얼마 지나지 않아 임신이 되었습니다. 잘 먹어댔기 때문인지 해산달에는 체중이 22kg이나 불어서 친한 친구도 몰라볼 정도였습니다.

그러나 저는 원래 아무리 먹어도 살이 잘 찌지 않는 체질이었기에 걱정하지 않았고, 출산 후에도 거침없이 먹었습니다. 첫아이라 남편이 잘해줘서 몸도 편했고요. 그래도 워낙 살이 찌지 않는 체질이라서 그런지 저절로 살이 빠져 53kg을 유지했습니다.

그런데 문제는 둘째 아이를 가지면서 발생했습니다. 하필이면 그때 마침 근무 부서가 바뀌어서 직장 일이 매우 힘들었습니다. 허리와 다리도 말할 수 없이 아팠고요. 그래도 음식은 첫아이 때와 마찬가지로 잘 먹어서 역시 해산 직전에 20kg이 늘었습니다.

몸무게는 다시 빠지겠거니 하고 걱정하지 않았죠. 그런데 출산하기가 첫애보다 더 힘들었고, 무엇보다 아이를 낳고 나니 엉치와 허리가 아파서 견딜 수 없었습니다.

산후조리 때도 편치 못한 상황이었습니다. 갓난아기를 제대로 봐줄 사람이 없어서 골치를 썩였고, 때맞춰 모유를 먹이는 것도 꽤 신경이 쓰였습니다.

이런 스트레스가 쌓여서인지 어지럼증 때문에 미역국도 제대로 못 먹었습니다. 겨우 2주를 몸조리하고는 아이 보고 집안일 하는 등 모든 일을 저 혼자 하게 되었습니다. 한약을 먹고 나서 엉치와 허리는 좋아졌지만 대신 빈혈과 탈수증이 생겼습니다.

출산 후 한 달이 지나지 손가락 마디마디까지 붓고 열이 나면서 아프기 시작했습니다. 팔다리에 알이 박혀서 밤만 되면 남편이 짜증을 내면서도 주물러주지 않으면 잠을 이룰 수가 없었습니다.

또 체중이 많이 나가서 그런지 무릎이 아파서 계단을 보면 걱정부터 앞섰습니다. 변비 때문에 하루 종일 개운하지 못했고, 항상 감기 기운이 있어 밭은기침과 재채기를 해댔습니다.

이 여성은 소양인 체질이라서 몸 상태가 좋을 때는 아무리 먹어도 살이 찌지 않아 부러움의 대상이 된다. 그러나 일단 신체의 항상성이 깨지면 비만이 찾아오는 것을 막을 수 없다.

우선 소변과 대변이 정상적으로 배출될 수 있도록 몸을 만들어주는 것이 중요했다. 그리고 가벼운 감기가 지속되는 알레르기성 비염을 치료했다. 이때 억지로 식사량을 줄이면 무엇보다 환자 자신이 쉽게 지치고 정상적인 업무를 수행할 수 없기 때문에 날씬한 몸매 유지보다는 건강을 먼저 고려해야 한다.

약물 치료를 하면서 맥을 정상으로 되찾는 데는 8주라는 꽤 오랜 시간이 걸렸다. 건강을 회복한 다음 다이어트에 들어가서 지금은 53kg의 표준체중을 유지하고 있다.

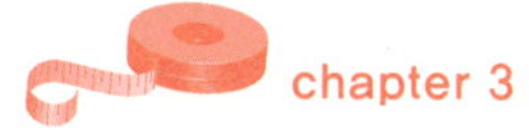

chapter 3

우리가 다이어트에 대해 오해하고 있는 몇 가지

굶는 게 장땡이다?

단식을 하면 영양 섭취를 끊게 되므로 소화 흡수에 대한 육체적 부담이 없어지고, 정신적으로는 배고픔이 적당한 자극이 되어 다른 본능적인 욕구가 사라진다. 그래서 집중력이 높아지고 머리가 맑아져 잠도 줄어든다.

단식을 제대로만 한다면 몸 안의 숙변을 밖으로 내보내고 내장기관이 깨끗해져 피도 맑아진다. 이를테면 질병의 싹이 없어지는 것이다. 병에 걸린 야생동물들이 나을 때까지 스스로 굶는 것도 이 때문이다. 단식을 하면 피부도 맑아진다.

이런 점에서 볼 때, 어떤 치료의 목적이라면 전문가의 지시 아래 한 번쯤 단식을 해보는 것도 괜찮다. 그러나 살을 빼기 위해서라면 절대 금물이다.

굶으면 당장은 살이 빠진다. 들어가는 게 없으니 당연하지 않은가. 그러나 오래가지는 못한다. 이전처럼 제대로 음식을 먹으면 다시 살이 찐다. 다른 조건이 변한 게 없기 때문에 원래 살찌기 쉬운 사람이었다면 다시 살이 찌는 것이다.

물론 지속적으로 적게 먹으면 살이 찌지 않을 수도 있다. 하지만 적게 먹을 수 있다면 애초에 왜 살이 쪘겠는가. 더구나 단식을 하는 동안 우리 몸은 들어오는 영양소를 최대한 흡수하고 소비하지 않으려는 쪽으로 바뀌게 된다. 그래서 적게 먹어도 살이 훨씬 쉽게 찐다.

단식을 하는 동안에는 피부가 좋아진 것처럼 보이지만 단식이 끝나면 더욱 거칠어진다. 그리고 전문가의 도움이나 정확한 지식 없이 단식을 막무가내로 하다가는 돌이킬 수 없는 결과를 가져오고 각종 매체에 이름을 올릴 수도 있다.

또 한 가지, 먹는 것은 사람이 살아가면서 느끼는 즐거움 가운데 하나이다. 그런 욕구를 억지로 참는 것은 너무나 많은 인내를 요구하는 것이고, 인내는 언젠가 무너지게 마련이다.

운동은 뭐든 하면 할수록 좋다?

사람이 오래 살려면 가장 신경 써야 할 것이 심장이다. 마라톤 선수들이 일반적으로 오래 사는 것은 심장근육이 발달해서이다.

살이 찌면서 가장 약해지는 기관이 심장이고, 특히 태음인이 조심해야 할 부분이다. 심장이 나빠지면 가벼운 운동에도 쉽게 피로해지고 숨이 가빠진다.

그래서 체중이 너무 많이 나가는 상태에서 무리한 운동을 하다간 심장에 위험을 불러일으키게 된다. 움직임이 격렬한 에어로빅이나 등산, 달리기를 하다가도 뼈나 관절을 다치는 수가 있다.

운동선수 출신이나 에어로빅 강사가 하는 몸동작들은 초보자나 살찐 사람들에게는 맞지 않다. 이들에겐 부력 때문에 몸에 무리를 주지 않는 수영이 적당하나. 만넌 소음인은 물속에 들어가면 오히려 몸이 무겁고 기운이 빠지므로 맞지 않다. 운동도 체질에 알맞게 해야 하는 것이다.

그리고 다이어트를 하면서 건강을 해치는 지름길은 조급하게 생각하는 것이다. 한 가지 방법으로 단기간에 승부를 내겠다는 생각은 버려야 한다.

운동 하나로 당장 살을 빼겠다는 것도 마찬가지이다. 마음먹은 대로 되지도 않을뿐더러 오히려 무리한 운동으로 건강을 해칠 수도 있다. 운동만으로 날씬해졌다면 그 사람은 원래 살이 찌지 않는 체질이라서 그런 것이다. 적절한 식이요법과 함께 적당하게 하는 것이 최고이다.

운동은 자신의 몸이 감당해낼 수 있을 만큼만 꾸준히 해야 한다. 꾸준히, 적어도 석 달은 해야 효과를 볼 수 있다. 1시간 이상씩 무리해서 한다고 살이 더 많이 빠지는 것은 아니다.

밥 먹고 운동만 하는 운동선수들을 보라. 일반인보다 마른 사람을 보기 힘들다. 강도 높은 운동은 순간적인 칼로리 소비를 부르지만 그것이 지방 소비로 이어지지는 않기 때문이다. 그러므로 100m 달리기보다는 걷기나 조깅, 체조나 수영처럼 오랜 시간 동안 하는 운동을 선택하는 게 좋다.

또 운동을 하다가 그만두면 다시 체중이 불어난다는 것도 명심해야 한다. 날씬했던 왕년의 운동선수들이 살찐 모습으로 '올림픽 스타의 요즘 근황'처럼 잡지의 한쪽 면을 장식하는 것을 보면 잘 알 수 있을 것이다.

그리고 운동을 하면 식욕이 더 좋아지는 측면이 있으므로 이 점도 유념해야 한다. 운동할 때 목이 탄다고 해서 시원한 맥주나 탄산음료를 마시면 운동한 효과가 없어지므로 물을 마시는 습관을 들여야 한다. 물이라면 굳이 참을 필요가 없다.

포도요법이 좋을까, 사과요법이 좋을까?

둘 다 아니다. 따지고 보면 이 두 가지 모두 굶어서 살을 빼는 원리이기 때문이다. 한 가지를 정해서 그것만 계속 먹는다면 그것이 무엇이든 간에 물려서 어느 정도 이상은 먹지 못한다. 못 먹으니 살은 빠질 것이다. 밥도 그렇고 고기도 그렇고 아이들 좋아하는 햄버거도 그렇다. 왜 안 그렇겠는가. 특별히 포도니 사과니 하는 저칼로리 음식들만 그런 것이 아니다.

한 가지 식품만을 고집하는 다이어트는 영양실조로 가는 지름길이다. 이렇게 해서 뺀 살은 무리하게 굶어서 살을 뺀 경우와 마찬가지로 부작용을 일으킨다.

한편 포도를 먹으면 몸의 나쁜 기운이 빠져나가고 피부가 고와진다는 속설이 있는데, 이 또한 단식과 다를 바 없다. 단식을 하는 동안은 실제로 피부가 고와지는 면도 있지만, 단식이 끝나면 더욱 거칠어진다.

그리고 무엇보다 포도는 기운을 안으로 모으는 습성이 있기 때문에 다이어트의 기본과는 정반대로 대치된다. 안의 것이 밖으로 나가게 하는 것이 다이어트이지 않은가. 기운이 쉽게 밖으로 빠져나가는 태양인은 포도가 좋다. 그러나 안 그래도 품고 놓아주지 않는 태음인 체질이 포도를 먹는다는 것은 솜에다 물을 먹이는 격이라 할 수 있다.

체중 감소제로 쉽게 살을 뺄 수 있다?

식욕억제와 비만증 치료제로 팔리고 있는 '프링거'(Fringer)가 정신장애를 일으킨다는 임상 사례가 발표되어 충격을 준 적이 있다.

모 병원 신경정신과 팀은 심한 환각증상과 공격적인 행동으로 입원한 한 여성 환자를 조사한 결과, 살 빼는 약으로 먹어온 '프링거'가 교감신경 흥분 작용을 일으킨다는 것을 밝혀냈다.

이 환자는 3년 전부터 살을 빼기 위해 '프링거'를 복용하다가 나중에는 성관계 때 만족을 얻기 위해 하루에 6알씩이나 먹어왔다고 털어놓았다.

한국센트랄(주)에서 수입 판매하는 '프링거'는 신경계를 자극해 음식 섭취를 줄이도록 하는 식욕억제제이지만, 효과가 일시적이고 내성이 생겨날 수 있다고 알려졌다.

하루 1회 최대 복용량이 35~210mg이지만, 남용하다가 갑자기 중단하면 심한 피로와 우울증을 불러올 수 있다. 만성중독 때는 심한 피부염과 불면증, 짜증, 행동 과다, 인격 장애를 일으켜 정신분열증에 가까운 증세를 보이기도 한다.

'살 빼는 약'으로 잘 알려진 약들은 대부분이 식욕억제제이다. 이런 약들은 뇌 시상하부에 있는 식욕중추신경을 자극해서 입맛을 떨어뜨린다. 그러나 일시적인 효과만 있을 뿐 약을 끊으면 도로 살이 찌게 된다.

그리고 장기간 복용하면 내성이 생겨 효과가 없을뿐더러 습관적으로 약을 찾게 되는 중독의 위험도 있다. 무엇보다 가장 무서운 것은 역시 부작용이다. 가장 널리 알려진 체중 감소제의 성분과 그 부작용을 한번 살펴보자.

• 에페드린

카페인 성분과 결합했을 때 체중 감소 효과를 내는 것으로 드러났는데, 그 부작용이 심각한 편이어서 심하면 사망에 이를 수도 있다. 미국의 식품의약국(FDA)도 이 약품에 대해 경고를 내린 바 있다.

• 섬유질 정제

이 약을 먹으면 위에서 부풀어 올라 포만감을 유발함으로써 식욕을 억제하는 것으로 드러나 있다. 그러나 광고만큼 효과가 있는지는 의문이다.

때때로 위에 도달하기도 전에 식도에서 팽창하여 사망에 이를 수 있어 미국 식품의약국(FDA)에서도 금하고 있는 약품이다.

• 물 정제

이뇨제는 수분을 체외로 배출시켜 체중을 줄여주는 작용을 하지만, 이는 일시적인 현상일 뿐이며, 물을 마시면 다시 원래대로 돌아간다. 이뇨제를 너무 자주 또는 장기 복용하면 심장에 손상을 줄 수 있다.

• 암페타민

암페타민은 식욕을 없애주고 신진대사를 촉진시키지만 어디까지나 일시적 현상일 뿐이다. 1~2주 뒤에는 식욕이 정상으로 돌아오고 줄었던 체중도 다시 늘어나게 된다.

장기간 복용하면 내성이 생겨 효과가 없고, 신경 계통을 자극해 불면증이나 현기증을 일으키기도 한다. 심할 경우 환각 증세까지 불러올 수 있으며, 가장 위험한 것은 습관성이 될 확률이 높다는 것이다.

- **페닐프로파놀라민**

식욕억제제의 주성분으로, 암페타민과 비슷한 증상이 나타난다. 신경 과민증, 빈맥, 심계항진을 불러일으킬 수 있으며, 그 자체에 카페인이 들어 있다.

우리를 현혹하는 갖가지 다이어트 광고들

여러 다이어트 광고들은 이런저런 이론을 들어 그럴듯하게 보이긴 하지만, 결국은 섭취하는 열량을 낮춰서 살을 빼는 원리이다. 열량을 낮춘다는 것은 달리 말해 적게 먹는다는 것이다. 이 역시 적게 먹어서 하는 다이어트와 마찬가지로 헛수고로 끝나게 마련이다.

"이렇게 달라졌어요" 하고 나오는 광고 속 수기의 주인공을 1년 뒤 또는 몇 달 뒤에 만나본다면 십중팔구 원래대로 되돌아가 있을 것이다.

좀 잘 나가는 회사의 광고 모델 연예인들은 대개 소음인으로 웬만해선 살이 찌지 않는 체질이다. 애초에 다이어트를 하지 않더라도 충분히 날씬했을 사람들이라는 것이다.

chapter 4

다이어트 십계명

히니, 자신과의 싸움이 중요하다

단순한 과식이나 의지력 부족만이 비만의 원인은 아니다. 때로 심리적인 부조화가 식욕을 자극해서 비만을 일으키기도 한다.

배가 터지도록 마음껏 먹고 싶은 욕구는 식욕 때문이라기보다는 스트레스나 정신적 허허로움 때문이다. 또 다이어트를 위해 음식을 자제한다는 그 자체가 스트레스가 되어 어느 순간 폭식을 일으키기도 한다. 그것도 아이스크림이나 햄버거, 피자 같은 살찌기 좋은 음식으로만 골라서 말이다.

이럴 경우 하루에 20,000kcal까지 섭취할 수 있다. 여성의 하루 권장 열량이 1,300~2,000kcal이니 가히 엄청나다 할 수 있다. 이렇게 먹고 나면 또다시 죄의식과 좌절감이 생겨 토해내거나 이뇨제를 사용하기 일쑤이다. 그리고 끝없이 무질서한 생활을 반복하게 마련이다. 그러므로 조급하게 굴지 말고 긍정적인 자세로 마음을 다스리는 것이 무엇보다 중요하다 하겠다.

또 한 가지 명심할 점은 스스로를 사랑해야 한다는 것이다. 스스로를 사랑한다면 자기 몸이 망가지는 걸 그냥 내버려두지는 않을 것이다. 자기 비하가 폭식을 부른다. 자기를 아끼면 건강을 챙길 수 있고 건강하면 살도 잘 빠진다.

둘, 건강해야 살 빼기도 쉽다

생리 중에는 체중이 잘 안 빠진다. 꾸준히 체중을 재는 사람은 알겠지만 생리 3일 전부터 서서히 체중이 늘기 시작한다. 그러므로 이때의 몸무게 증가는 염려하지 않아도 된다.

이런 식으로 우리 몸은 어떤 이상한 낌새가 생기면 살을 붙잡고 놓지 않으려는 경향이 있다. 굳이 갑상선 이상에 의한 비만까지 들먹이지 않더라도 감기에 걸리거나 머리만 아파도 몸무게는 늘어날 수 있다. 피곤하면 몸이 붓는 사람도 있는데 이 부기도 살로 직결되곤 한다.

따라서 날씬해지기 위해서라도 절대 아파서는 안 된다.

셋, 모든 끼니는 꼭 챙겨 먹자

하루 이틀 굶어 빠진 살은 진짜 빠진 게 아니다. 금방 빠진 살은 금방 또 돌아온다. 물도 먹지 않고 억지로 굶는 다이어트는 몸만 망친다.

아침 식사가 무엇보다 중요하다. 신진대사가 활발하고 체온이 높아야 에너지 소모가 잘 이루어진다. 잠자는 동안 내려간 체온을 높여주고 신진대사를 활성화시키는 일에도 에너지가 필요하다. 이 에너지를 공급해주는 것이 바로 아침 식사이다.

추운 겨울날 아침에 디젤엔진 자동차를 5분 정도 예열했다가 출발하는 것과 같은 이치이다. 차의 엔진 온도를 올려주지 않고 급출발하면 차의 시동이 꺼지고 고장이 나기 십상이다.

우리의 몸도 이와 마찬가지이다. 아침을 굶으면 활동량이 줄어들고 점심때 과식을 하게 되므로 결과적으로 지방세포는 더욱 늘어나게 된다.

넷, 귀가 얇아선 안 된다

남이 성공한 방법이 나에게 맞는다는 보장은 없다. 내 체질에 맞게 해야 한다. 어떤 사람이 수영을 해서 살 빼는 데 효과를 보았다고 해도, 어떤 사람은 수영 때문에 오히려 살이 붙기도 한다.

여성지나 패션지에 실린 새로운 다이어트 비법에도 쉽게 현혹되어서는 안 된다. 손의 어느 부위에 반창고를 붙이고 어디에 붕대나 주방용 랩을 붙여두기만 하면 저절로 살이 빠진다는 것은 정말로 매혹적인 얘기가 아닐 수 없다.

그러나 우리나라 패션지에 실리는 이런저런 다이어트 비법은 일본 잡지에 실린 것을 고스란히 가져와 편집만 다시 하는 경우가 많다. 그런 것들은 일본에서도 검증된 바 없는, 믿거나 말거나 식의 다이어트가 대부분이다.

다섯, 노력한 만큼만 효과를 기대하라

|

어떤 고등학생이 모의고사를 망쳤다. 앞으로 다가올 수능 시험이 걱정된 그 학생은 어떤 용하다는 점쟁이를 찾아가서 어떻게 하면 좋은 점수를 얻을 수 있는지 비법을 알려달라고 했다.

점쟁이는 비법을 알려주는 대가로 엄청난 걸 요구했다. 그 요구는 이야기의 버전마다 조금씩 다른데, 대체로 공동묘지에 가서 시체를 가져오게 한다든가, 가족을 죽이게 하는 식으로 끔찍한 것들뿐이었다.

시험의 압박감에 눌린 이 학생은 그런 엽기적인 점쟁이의 요구를 끝내 들어줄 수밖에 없었다. 마침내 점쟁이의 입에서 흘러나온 비법, "예습과

복습을 철저히 하고 국영수를 중심으로……."

웃자고 하는 얘기지만 정곡을 찌르는 데가 있다. 다이어트도 마찬가지이다. 자기 식사의 질과 양을 조절하고 운동을 꾸준히 하면서 건강을 챙기기란 쉬운 일이 아니다. 하지만 이것 말고 다른 왕도는 없다. 다이어트의 결과는 이런 기본 철칙을 얼마나 꾸준히 이행하느냐에 달려 있다.

여섯, 고개를 만났을 때는 잠시 쉬었다 가자

다이어트를 해본 사람은 알겠지만 자기 체중의 15%까지는 비교적 쉽게 뺄 수 있다. 70kg 나가던 사람이라면 석 달이나 넉 달 만에 10kg은 쉽게 빠진다. 문제는 그다음부터이다. 노력한 만큼 효과가 나타나지 않아 곧 회의가 들고 포기하고 싶어진다. 이것이 첫 번째 고개이다.

이런 고개를 만나면 몸무게는 잊어버리고 몸 상태에 관심을 두고 활기차게 생활해야 한다. 그렇게 한두 달이 지나고 다시 시도하면 된다. 그러면 처음 몸무게의 20%까지 뺄 수 있다.

여기까지도 어찌 보면 쉽다고 할 수 있다. 그러나 다음 고개가 찾아온다. 그래도 역시 같은 식으로 다이어트를 해나가면 된다. 25%까지 빼기도 대단히 어려운데 30%를 줄였다면 그 사람은 앞으로 무슨 일이든 할 수 있을 만큼 의지력과 기획력이 뛰어난 사람이라고 자부해도 된다.

흔히들 사람들은 뚱뚱할수록 살 빼기가 더 쉬울 것이라고 생각하는데, 실제로는 그 반대이다. "부자는 망해도 3대를 간다"라는 말처럼 살도 마찬가지이다. 뚱뚱한 사람일수록 날씬해지기란 훨씬 더 어렵다.

비교적 비만도가 약한 1등급의 사람은 처음부터 날씬한 몸매가 되도록 시도하는 것이 좋다. 이 사람들은 살 빼기가 가장 쉬운 등급이므로 단번에 빼도록 계획을 잡는다.

비만도가 2등급인 사람은 먼저 1등급으로 만든다. 1등급처럼 빠른 시일에 살이 빠지지는 않는다. 일단 1등급으로 만든 후에 마찬가지 방법으로 살을 빼면 된다.

비만도가 3등급인 사람은 더 어렵다. 처음부터 무리하지 말고 자기 몸무게의 10%만 감량하는 데 목표를 두도록 한다. 2등급으로 만들어서 약 3개월 이상 동안 그 체중을 유지한 다음에 다시 1등급으로 만들고, 이것도 3개월 이상을 유지한 다음 정상 체중으로 만들어야 한다.

일곱, 텔레비전을 끄고 밖으로 나가자

텔레비전을 보면서 반듯한 자세를 취하는 사람은 별로 없다. 누구나 가장 편한 자세로 텔레비전을 보게 마련이다. 소파에 푹 퍼져 앉거나 비스듬히 벽에 기대거나 심지어 누워서 보기도 한다. 편한 자세라는 것은 그만큼 에너지 소모가 없는 자세를 일컫는다.

더구나 텔레비전을 볼 때는 군것질하기도 쉽다. 굳이 습관이 아니더라도 광고에 나오는 수많은 먹을거리들이 우리의 식욕을 자극한다. 더구나 광고에 나오는 음식 치고 날씬함을 유지해주는 식품은 거의 없다. 설탕으로 버무린 초콜릿이나 기름이 배어 나오는 쿠키, 우유의 지방분으로 만드는 아이스크림 같은 것을 광고하지, 상추나 오이 같은 채소를 광고하지는 않는다.

현대인들의 기호가 건강을 유지할 수 있는 자연식품에서 고칼로리 인스턴트식품으로 변한 데에는 텔레비전의 혁혁한 공이 있었기 때문에 가능했는지도 모르겠다. 장바구니를 든 우리의 손은 채소나 해산물을 제치고 텔레비전이 알려준 대로 이제 채소도 통조림에 든 걸로, 해산물도 살찌기 쉬운 성분이 첨가된 가공품으로 대체하여 집어 드는 것은 아닌지 생각해볼 필요가 있다.

텔레비전을 끄고 밖으로 나가자. 산책을 해도 좋고 미술관에서 그림을 감상해도 좋다. 아니면 가족들과 가볍게 배드민턴을 치는 것은 어떨까.

여덟, 과하면 모자라느니만 못하다

앞에서 잘못된 다이어트로 인한 부작용에 대해 열거했는데, 이 모두가 지나친 욕심 탓이다. 운동도 과하면 오히려 해롭고 지압 같은 것도 마찬가지이다. 세상에 과해서 부작용 없는 것은 거의 없다고 봐도 무방하다.

급격한 체중 변화는 건강의 적신호이다. 그러므로 목표를 무리하게 잡아서는 안 된다. 너무 높은 목표치를 세웠다가 이루지 못하면 금방 좌절하게 마련이고 다이어트도 쉽게 포기하고 만다.

자기에게 맞는 체중은 따로 있다. 소음인이나 소양인은 원래 마른 체질이므로 이 상태가 건강한 것이다. 하지만 태음인은 원래 풍채가 좋으므로 이들처럼 비쩍 마를 수는 없으며, 그렇게 되면 오히려 몸에 해롭기만 하다.

어떤 사람은 약간 통통한 것이 어울리는데 모델처럼 빼려다 오히려 외모를 망치는 경우가 있다. 살이 찌지 않았는데 살을 빼야 한다는 강박증이 더 문제가 되는 경우도 많다.

아홉, 비만도 예방이 최선이다

가족 중에 뚱뚱한 사람이 있다면 지금 날씬하더라도 주의를 해야 한다. 같은 유전인자를 가지고 있을뿐더러 같은 생활습관을 가지고 있기 때문이다. 또 날씬한 사람이라도 어떤 이유로 갑자기 살이 찔 수 있으므로 평소에 자기 관리를 잘해야 한다.

열, 상태가 나빠지면 즉각 중단하자

다이어트를 하고 난 뒤에는 몸 상태가 그전보다 좋아야 정상이다. 몸이 무겁거나 기분이 나빠지면 이는 분명 잘못된 다이어트이므로 즉각 중단 해야 한다.

| 건강칼럼 |

비만으로 골치 썩는 폴리네시아

관광객들의 천국 폴리네시아. 원래 폴리네시아인들은 험난한 바다와 싸워가며 살아 왔기 때문에 날씬한 민족이었다. 그러나 제2차 세계대전 이후 미국의 연방국이 되고 관 광객들이 몰려들면서 힘들게 노동할 필요가 없어졌다.

적당히 관광객들만 상대해도 먹고 살 만해진 것이다. 식성도 점차 미국의 칼로리 높 은 음식 쪽으로 맞추어져 갈수록 살이 찌기 시작했다. 대부분의 사람들이 중년도 되지 않아 허리가 굵어졌는데, 그 결과 현재 폴리네시아는 심장병, 고혈압 같은 성인병의 천 국이 되었다.

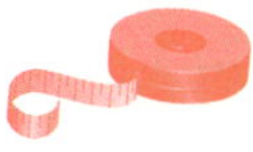

다섯째 마당 :

살을
빼고 나서

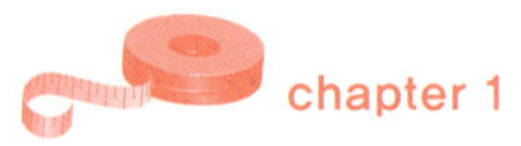

chapter 1

살 빼고 웃는 사람들

집안 내력으로 비만했던 중년 부인

김영순(가명) 씨는 올해 48세인데, 키 151cm에 몸무게가 81kg이나 나갔다. 가족 모두가 비만이 심한 편이었다. 언니는 김영순 씨보다 키도 크고 몸무게도 더 많이 나갔으며, 젊어서부터 고혈압과 당뇨병을 앓았다. 비교적 어린 조카들까지도 비만으로 고생을 하고 있었다.

김영순 씨가 치료를 시작한 것은 무릎이 아파서였다. 한 걸음 옮길 때마다 온몸을 왼쪽과 오른쪽으로 무게중심을 바꿔가면서 걸어야 했다. 더구나 허벅지와 종아리에 살이 많아서 다리를 벌리고 걸어야 했으므로 보기에도 흉했다.

허리가 아프고 피부가 나빠지고 냉이 심해지면서 치질과 고혈압도 생기는 등 가히 '총체적'인 질병을 앓고 있었다. 이 때문에 정형외과로, 내과로, 산부인과로, 피부과로 다니느라 집안 살림도 엉망이 되었다.

우선 침으로 무릎 통증부터 다스린 뒤 다이어트 치료를 시작했다. 그러자 주위 사람들도 놀랄 정도로 하루하루 모습이 변해갔다.

먼저 걸음걸이가 자연스러워지고 허리가 펴졌으며 피부도 윤기를 되찾았다. 무엇보다 조금만 움직여도 땀이 비 오듯 흐르던 증세가 사라져서 만족스러워 했다. 살이 20kg 이상 빠지니 유난히 더운 여름철에도 땀이 코끝에 송골송골 맺히는 정도에 그쳤다.

또 음식에 대한 욕구가 사라지자 세상이 긍정적으로 보이기 시작했다. 딜이 바뀔 때마나 허리춤에 수먹이 쑥쑥 들어갔다. 당시 그녀의 취미는 재봉틀 앞에 앉아서 헐거워진 옷의 허리 사이즈를 줄이는 일이었다.

그렇게 치료를 받은 지 6년이 지난 지금도 살이 찌지 않고 건강하게 지내고 있다. 물론 편히 앉아서 몸매를 유지한 것은 아니다. 매일 아침마다 집에서 가까운 산으로 약수를 뜨러 다니고, 일요일에는 꽤 먼 곳까지 몇 시간씩 걸어 다녔다.

뚱뚱했을 때는 무릎이 아파서 책 한 권 들고 다니는 것도 힘들었는데, 지금은 1.8*l*짜리 물통을 4개씩 짊어지고 다닐 정도이다. 그리고 헬스클럽에 가서 땀을 빼고 목욕도 한다. 자신의 체질에 맞지 않다고 알려준 것은 어떤 유혹이 있어도 손을 대지 않았고, 저녁에는 우유 한 잔만 마시고 일체 군것질을 하지 않는 등 자기 관리를 꾸준히 해나갔다.

어린이 비만을 부르는 일등 공신은 텔레비전이다. 어린 시절에는 한창 뛰어놀아서 많이 먹어도 바로 열량을 소모해버리는 게 가능한데, 가만히 앉아 있거나 누워서 텔레비전을 보다보면 운동량이 턱없이 부족해지기 때문이다. 그리고 피자나 햄버거처럼 칼로리가 엄청나게 높은 음식도 두말할 나위 없이 살찌는 데 단단히 한몫 거든다.

어린이 비만을 치료할 때 가장 먼저 시작하는 것이 식습관을 바꾸는 일이지만, 이는 결코 쉽지 않다. 아이 때 가장 중요한 일과 중 하나가 먹는 것이지 않은가.

그다음이 운동이다. 일본에서 11세 어린이를 대상으로 2년 동안 운동요법을 실시했더니, 남자 어린이는 55%, 여자 어린이는 48%가 체중이 줄어들었다. 그러나 운동은 어디까지나 생활화되어야만 체중을 줄일 수 있다.

세 번째로 사용되는 방법은 부모에 대한 훈련이다. 부모가 어린이의 생활습관의 열쇠를 쥐고 있기 때문이다. 비만뿐 아니라 모든 아동이나 청소년기의 문제는 부모가 함께 치료를 받는 것이 효과적이다.

자식이 뚱뚱하다고 해서 늘 지나치게 걱정하고 과보호하려는 어머니들의 마음 상태가 오히려 비만을 부추길 수 있다.

불행하게도 뚱뚱한 아이들은 종종 날씬한 친구들에게 비웃음의 대상이 되기도 한다. 그런 까닭에 단체 운동이 아닌 혼자서도 할 수 있는 운동에 재미를 느끼게 해주어야 한다. 그리고 어릴 때 뚱뚱했다가도 나중에 어른이 되면 날씬해질 수 있다고 격려를 해주는 것이 무엇보다 중요하다.

이슬이는 중학교 1학년 여학생이다. 수줍음이 많고 말이 없어서 치료가 끝날 때까지 모든 의사표시를 어머니가 대신 해줄 정도였다. 이슬이는 키 158cm에 몸무게 72kg, 체지방이 36%로 비만도가 심했다.

아랫배가 처지고 볼이 튀어나왔으며 입술도 다물지 못해 둔해 보였다. 한창 사춘기에 외모에 자신이 없다보니 모든 일에 의욕이 없고 냉장고 근처에서 살다시피 했다.

어머니가 냉장고를 열지 말라는 명령을 내리고 신경을 쓴 덕에 그나마 그 정도를 유지했지, 원래는 78kg이 넘었다고 한다. 음식을 많이 못 먹게 하자 "나는 주워온 자식이 틀림없다"며 울 정도로 이슬이는 먹는 것에 집착이 강했다.

처음부터 침을 겁냈기에 약재 치료만 계속했다. 처음 열흘 동안에 나타난 변화는 "고기가 별로 맛이 없어요"라고 할 만큼 그 왕성하던 식욕이 사라진 점이다.

몸이 가벼워지면서 소파에 누워 지내던 습관도 없어졌다. 첫 열흘 후에는 2kg이 줄었다가 4개월 사이에 10kg이 빠졌다. 그 사이 키가 자라서 160cm의 키에 62kg의 몸무게로 거의 정상 체중이 되어 몰라볼 정도였다. 처음엔 뚱한 채 대답도 잘 안 하더니, 이제는 질문을 하면 웃음을 띠는 것도 눈에 띄는 변화였다.

밥 먹을 새도 없었는데 살찐 여장부

|

박금순 씨는 시내에서 음식점을 크게 하는 여장부이다. 돈을 벌겠다는 결심을 한 후 정성 들여 음식 장만을 하느라 하루에 한 끼 먹는 게 대부분이고, 두 끼 먹는 경우는 아주 드물었다.

오전 11시쯤 점심 준비를 끝내고서야 밥 먹을 짬이 생겼고, 밤늦게 일을 마치면 밥 먹을 기운이 없어 술로 때우는 식이었다. 원래도 날씬하지는 않았지만 30대 중반이 되자 90kg에 육박할 정도로 심각해졌다.

살을 빼려고 마음먹었다가도 시간이 없어서 늘 미루기만 하다가 우연히 받은 건강검진에서 당뇨병과 지방간이 있다는 얘기를 듣고 나서야 대책을 세우게 되었다.

박금순 씨가 병원을 찾은 날, 주위에서 그녀를 응원하는 사람들이 꽤 많았다. 병원에 치료받으러 오는 사람들 가운데 상당수가 그녀와 알고 지내는 사이였다. 그만큼 대인 관계가 좋았다.

시간이 없기 때문에 침보다는 약물 위주로 계획을 세우고 한 달에 3kg 정도씩 체중을 줄이기로 했다. 한 달치 약을 처방해주었는데 일주일 만에 다시 찾아왔다.

몸무게가 줄고 몸이 가벼워지자 매출액이 늘었다면서 온 병원이 떠들썩하게 자랑을 했다. 식당에 온 손님들에게도 '살 빠지는 약'의 효과를 장황하게 얘기하고 하루치씩 나누어주었더니 어느새 다 떨어졌다는 것이었다.

그 이후에도 식당 손님들이 약을 훔쳐가고 빼앗아가서, 한 달치씩 약을 가져가도 일주일을 넘기는 경우가 드물었다. "한약도 약이기 때문에 체질이 다르면 부작용이 올 수 있다"고 주의를 줬는데도 사람이 워낙 좋아 별 효과가 없었다.

한 달이 지난 뒤 검사를 해보니 당뇨병과 지방간이 다 나아 있었다. 몸이 가벼워졌음은 물론이다. 몇 달을 치료받고는 치수가 작은 옷으로 바꿔 입고 화장도 다시 시작하고 귀고리며 목걸이로 몸을 치장하니 중년의 귀부인이 따로 없었다.

다이어트 스트레스를 받아온 미혼 여성

김미숙 씨는 25세의 미혼 여성이다. 고등학교 때 공부를 한다는 핑계로 몸매에 신경 쓰지 않고 먹고 싶은 대로 먹었더니 163cm에 몸무게가 89kg까지 나갔다.

대학에 들어가서 헤아리기 어려울 만큼 다이어트를 했는데도 70kg 이하로 내려간 적이 없었다.

들어보니 운동도 열심히 하고 밥도 적게 먹는 것 같은데, 참으로 이상했다. 저녁을 굶은 지 2년이 되어가는데도 날씬해지기는커녕 만성 변비 때문에 고생만 했다.

그녀의 어머니 말을 들어보니 김미숙 씨는 다이어트를 하는 날에는 늘 짜증을 부리고 불안해한다고 했다. 아무래도 체질 개선을 해서 몸의 컨디션부터 좋게 하는 것이 우선일 것 같았다.

약물 치료와 침 치료를 병행한 지 열흘 만에 어머니와 함께 다시 찾아왔는데, "무엇보다 신경질이 없어지고 음식 앞에서 차분해졌다"고 했다.

그 후 6개월 동안 23kg을 줄였는데 사람이 몰라보게 달라졌다. 아직 날씬한 건 아니지만 뒤에서 남자들이 "글래머다!" 하고 자기들끼리 쑥덕거리는 소리를 들을 정도라고 한다.

살을 빼고부터 성적이 오른 고등학생

고등학교 2학년 학생인 혜선이는 순전히 어머니의 극성 때문에 끌려왔다. 어머니와 아버지는 아주 날씬한 편인데, 혜선이는 중학교 1학년 겨울방학 때부터 살이 찌기 시작해서 3년 동안 거의 두 배로 늘어나버렸다. 검사를 해보니 어린 나이인데도 핏속 지방질 분포가 정상치를 넘었다.

학기 중에도 일주일에 두 번씩 조퇴를 하고 침 치료와 약물 치료를 받았다. 가을과 겨울방학 동안 열심히 병원에 다니다가 고3이 되면서 시간이 없어서 침 치료를 포기하고 약물 치료만 했다. 공부하는 학생이고 성장기이기 때문에 무리하지 않는 것을 원칙으로 했다.

오래달리기를 하면 죽을 만큼 힘들어하던 혜선이는 몸무게가 줄면서 반에서 중간 등수에는 들었고, 책상 앞에 앉기만 하면 졸음이 쏟아지던 증상도 없어져서 점차 성적도 올라갔다. 6개월 정도 치료를 하는 동안 몸무게는 정상으로 회복되었고 키도 3cm나 자랐다.

다시 찌지 않기 위해

미국의 토크쇼 사회자로 유명한 흑인 여성 오프라 윈프리는 몇 년 전에 체중을 줄이는 데 성공해 더욱 유명해졌다. 게다가 자신의 다이어트 경험을 책으로 펴내 베스트셀러 반열에까지 올랐다.

그러나 얼마 못 가 다시 35kg이 찌는 바람에 체면이 말이 아니게 되었다. 그러나 우리가 여기에 돌을 던질 수 없는 이유는 대부분이 이와 같은 시행착오를 반복하기 때문이다.

무엇이든 유지하는 것이 어렵다. 어떻게 보면 다이어트로 살을 빼기는 쉽다. 굶어서 빼든, 어떤 식으로 하든. 문제는 그다음부터이다. 대부분이 얼마 못 가 원상태로 복귀되기 일쑤이다. 그 때문에 원상 복귀되는 것을 최소한으로 줄이기 위해 체질 개선을 통한 다이어트를 권하는 것이다.

얼마나 오랫동안 날씬함을 유지하는가는 본인의 의지에 따라 좌우된다. 중요한 건 애초에 비만을 부른 원래의 생활습관으로 돌아가서는 안 된다는 것이다.

다이어트가 끝났다고 폭식해선 안 된다

인류가 이 지구상에 등장한 것은 약 600만 년 전으로 추정된다. 그 600만 년의 역사에서 배고픔을 어느 정도 면한 것은 겨우 20세기 후반부터라고 하니, 따지고 보면 우리 인류는 굶어온 역사가 훨씬 더 길다.

지구 전체에서 생산되는 식품은 전 인류를 먹여 살리고도 남을 만큼 풍족하지만, 아직까지도 지구 어느 곳에선 굶주리는 사람들이 많다. 오랫동안 조상 대대로 축적돼온 배고픔의 기억은 어쩌면 우리 유전자 속에 각인되어 있는지도 모르겠다.

그래서 인간은 먹는 것에서 크나큰 즐거움을 찾고, 우리 몸은 어떻게 해서든 들어온 영양분을 내보내지 않으려는 속성을 지니고 있는 건지도 모른다.

이것을 잘 생각해보자. 한마디로 우리 몸에 배고픈 기억을 심어주어서는 안 된다. 굶으면 굶을수록 우리 몸은 아무리 적게 먹어도 꽉 쥐고 놓지 않으려는 습성이 생긴다. 규칙적으로 먹을 만큼만 먹자. 먹는 것은 죄악이 아니다. 다만 조금의 절제가 필요할 뿐이다.

다이어트가 끝났다고 금세 본래의 식습관으로 돌아간다면 살도 도로 붙게 된다.

너무 막연해서 절제가 어렵다면 한 가지 규칙을 세우는 것도 좋은 방법이다. 가령 '7시 이후에는 아무것도 먹지 않는다' 같은 원칙을 세워놓는 식으로 말이다.

건강이 우선이다

누누이 얘기했지만 날씬하던 사람도 건강이 무너지면 비만이 되기 쉽다. 건강하다고 자만하지 말고 정기적으로 검진을 받는 습관부터 들이자.

그러다보면 비만이 오기 전의 징후들도 미리 알아챌 수 있을 것이다. 비만이 되기 전에 이런 징후를 알아채야 교정하기도 훨씬 수월해진다. 자기 몸에 관심을 가져야 날씬함도 유지할 수 있다.

꾸준한 운동도 필수

자신의 체력에 알맞은 강도로 꾸준히 운동하는 것이 중요하다. 너무 지나친 운동은 건강에도 좋지 않다. 실제 운동선수 가운데는 지나친 운동으로 빈혈 같은 증세를 보이는 사람이 의외로 많다.

그리고 운동을 하다가 그만두면 오히려 살이 찌기도 쉽다. 왕년의 운동선수들 치고 날씬함을 오래 유지하는 사람을 보기 힘들지 않은가.

운동도 습관을 들이기 나름이다. 매일 새벽 약수터에 간다든가, 조깅을 한다든가, 헬스클럽 회원권을 끊어놓고 한 시간씩 땀을 뺀다든가, 그냥 집에서 줄넘기를 한다든가 아무거나 괜찮다. 자신에게 부담이 가지 않는 것이 가장 좋다. 다만 규칙적으로 꾸준히 해야 한다는 것만 명심하자.

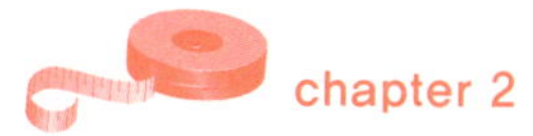

chapter 2

평소 먹는 음식의 칼로리를 알아두자

나는 하루에 어느 정도의 열량이 필요한가

하루에 필요한 열량은 기초대사량에 활동계수를 곱한 것이다.

하루 열량 필요량 = 기초대사량 × 활동계수

- **기초대사량 계산법**

남자 : 66 + (13.7 × 조절체중) + (5 × 키) – (6.8 × 나이)

여자 : 655 + (9.6 × 조절체중) + (1.8 × 키) – (4.7 × 나이)

- **조절체중 계산법**

조절체중 = 표준체중 + (실제체중 – 표준체중) / 4

활동계수는 활동의 강도에 따라 차이가 난다.

활동계수	
가만히 누워 있는 경우	1.2
활동이 적은 경우	1.3
정상적인 생활을 하는 경우	1.5
운동량이 많은 경우	2.0

키가 160cm에, 몸무게가 80kg인 20세 여성의 경우 기초대사량은 655 + (9.6×조절체중kg) + (1.8×키cm)−(4.7×20) = 1,429.8kcal가 나온다. 따라서 이 여성이 일상생활을 영위하는 데 필요한 총 열량은 1,429.8kcal×1.5 = 2,144.7kcal가 된다.

의학적으로 체중 1kg을 줄이려면 약 7,000kcal의 열량을 소모해야 한다. 그러므로 이 여성이 일주일에 0.5kg을 빼려면 약 3,500kcal를 소모해야 하고, 하루에 500kcal의 열량을 써야 되는 셈이다.

식이요법으로 살을 빼려면 하루에 먹는 음식이 이 열량 500kcal를 제외한 나머지인 1,644kcal여야 한다.

키 160cm의 20세 여성이 일주일에 0.5kg을 감량하기 위한 1일 필요 열량은 60kg이 약 1,571kcal, 65kg이 약 1,583kcal, 70kg이 약 1,608kcal, 75kg이 약 1,627kcal가 된다.

정상 체중 성인의 1일 기초대사량(kcal)

성별		150cm	155cm	160cm	165cm	170cm	175cm	180cm
남자	20	1,297	1,383	1,470	1,556	1,643	1,730	1,816
	25	1,263	1,349	1,436	1,522	1,609	1,696	1,782
	30	1,229	1,315	1,402	1,488	1,575	1,662	1,748
	40	1,161	1,247	1,334	1,420	1,507	1,594	1,680
	50	1,093	1,179	1,266	1,352	1,439	1,526	1,612
여자	20	1,263	1,315	1,367	1,420	1,472	1,524	1,576
	25	1,240	1,292	1,344	1,396	1,448	1,501	1,553
	30	1,216	1,268	1,320	1,373	1,425	1,477	1,529
	40	1,169	1,221	1,273	1,326	1,378	1,430	1,482
	50	1,122	1,174	1,226	1,279	1,331	1,383	1,435

표준체중 성인의 1일 정상 활동 필요열량(kcal)

성별		150cm	155cm	160cm	165cm	170cm	175cm	180cm
남자	20	1,944.8	2,074.8	2,204.7	2,334.4	2,334.4	2,594.3	2,724.3
	25	1,893.8	2,023.8	2,153.7	2,283.4	2,283.4	2,543.3	2,673.3
	30	1,842.8	1,972.8	2,102.7	2,232.4	2,232.4	2,492.3	2,622.3
	40	1,740.8	1,870.8	2,000.7	2,130.4	2,130.4	2,390.3	2,520.3
	50	1,638.8	1,768.8	1,898.7	2,028.4	2,028.4	2,288.3	2,418.3
여자	20	1,894.5	1,972.8	2,051.1	2,129.4	2,129.4	2,286	2,364.3
	25	1,859.3	1,937.6	2,015.9	2,094.2	2,094.2	2,250.8	2,329.1
	30	1,824	1,902.3	1,980.6	2,058.9	2,058.9	2,215.5	2,293.8
	40	1,753.5	1,831.8	1,910.1	1,988.4	1,988.4	2,145	2,223.3
	50	1,683	1,761.3	1,839.6	1,917.9	1,917.9	2,074.5	2,152.8

식품교환표의 활용

식품교환표란 우리가 섭취할 수 있는 식품들을 6개의 주요 식품군으로 나누어 간단히 열량과 영양(탄수화물, 지방, 단백질)을 맞추어 식사요법에 사용할 수 있도록 만들어놓은 것이고, 식품교환이란 식품교환표의 같은 식품군 내에서 바꿔가며 골고루 섭취하는 것을 말한다.

이 식품교환표를 활용하여 음식물의 열량 배분을 탄수화물 60%, 지방 20%, 단백질 20%로 맞춘다.

하루에 1,800kcal를 처방받은 경우를 기준으로 계산을 하면, 음식으로 섭취해야 하는 칼로리가 나온다.

- 탄수화물 : 1,800칼로리 × 0.6 = 1,080칼로리
- 지　　방 : 1,800칼로리 × 0.2 = 360칼로리
- 단 백 질 : 1,800칼로리 × 0.2 = 360칼로리

이것을 중량으로 표시하면 다음과 같다.

- 탄수화물 1그램은 4칼로리의 열량을 내므로

  1,080칼로리 ÷ 4칼로리/그램(g) = 270g
- 지방 1그램은 9칼로리의 열량을 내므로

360칼로리÷9칼로리/그램(g) = 40g

- 단백질 1그램은 4칼로리의 열량을 내므로

360칼로리÷4칼로리/그램(g) = 90g

식품교환표

번호	식품군 (kcal)	곡류군	어육류군		채소군	지방군	우유군	과일군
			저지방	중등지방				
1	1,000	4	1	2	7	2	1	1
2	1,100	5	1	2	7	2	1	1
3	1,200	5	1	3	7	3	1	1
4	1,300	6	1	3	7	3	1	1
5	1,400	7	1	3	7	3	1	1
6	1,500	7	2	3	7	4	1	1
7	1,600	8	2	3	7	4	1	1
8	1,700	8	2	3	7	4	2	1
9	1,800	8	2	3	7	4	2	2
10	1,900	9	2	3	7	4	2	2
11	2,000	10	2	3	7	4	2	2
12	2,100	10	2	4	7	4	2	2
13	2,200	11	2	4	7	4	2	2
14	2,300	12	2	4	7	4	2	2
15	2,400	12	3	4	7	5	2	2
16	2,500	13	3	4	7	5	2	2

식품교환표를 이용한 식이요법

1,500칼로리(식품교환표 6번)를 처방받은 경우를 중심으로 살펴보자. 이때 각 식품군에서 섭취해야 할 식품교환단위수는 다음 표와 같다.

1일 1,500칼로리 처방의 식품군별 교환단위수 배정의 예

식품군	곡류	어육류	채소	지방	우유	과일
단위	7	5(저지방 4, 중등지방 1)	6	4	1	2

이와 같이 각 식품에서 섭취해야 할 단위수가 결정되면 이를 다시 끼니에 따라 배분한다.

1,500칼로리 처방의 끼니별 교환단위 배분(괄호 안은 칼로리를 나타냄)

	곡류군	어육류군	채소군	지방군	우유군	과일군	열량(kcal)
아침	2(200)	1(저지방, 50)	2(40)	1(45)			335
점심	2(200)	2(저지방, 100)	2(40)	1(45)			385
간식						1(50)	50
저녁	3(300)	2(125) 중등지방 저지방	2(40)	2(90)	1(125)		680
간식						1(50)	50
총 섭취량							1,500

칼로리 계산은 식품교환표를 참고한다. 그 양은 눈어림으로 익숙해질 때까지 주방에 작은 저울을 비치하고 직접 달아보는 것이 좋다.

이처럼 끼니의 배분이 끝나면 식품교환군별로 목록을 보면서 스스로 식품을 선택하여 교환단위수만큼 본인의 취향에 따라 선정하되, 같은 음식만 계속 먹지 않도록 한다.

식품 선택 방법의 예

	교환단위(kcal)	눈어림으로 판단하는 식품량
아침	곡류군 2단위(200) 어육류군 2단위(100) 채소군 2단위(40) 지방군 1단위(45)	밥 2/3공기 갈치 작은 것 1토막, 동태 작은 것 1토막 상추 큰 것 8~10장, 콩나물 익힌 것 2/5컵 마요네즈 1.5술
	소계(385)	
점심	곡류군 3단위(300) 어육류군 1단위(75) 채소군 2단위(40) 지방군 1단위(45) 과일군 1단위(50)	밥 1공기 순두부 1컵(200g) 김치 70g, 당근 1토막(大) 참기름 1작은술 토마토주스 1컵
	소계(510)	
저녁	곡류군 3단위(300) 어육류군 2단위(150) 채소군 3단위(60) 지방군 1단위(45) 과일군 1단위(50)	밥 1공기 꽁치 통조림 1/3컵, 물오징어 1토막(중간 것) 풋고추 7~8개, 물미역 70g, 채소주스 1컵 들기름 1작은술 딸기 중간 크기 15개
	소계(605)	
	총 섭취열량	1,500kcal

이러한 식품 선택은 하나의 예를 든 것으로, 식사 교환 목록을 보고 본인의 취향에 맞게 얼마든 선택할 수 있다. 또한 아침, 점심, 저녁의 칼로리 배분도 본인의 식사습관에 맞게 바꿀 수 있다.

이에 맞는 식품교환 목록은 다음과 같다.

곡류군(탄수화물 23g, 단백질 2g, 열량 100kcal)

식품	무게(g)	눈어림치	식품	무게(g)	눈어림치
쌀밥	70	1/3공기	가래떡	50	썬 것 11개
보리밥	70	1/3공기	시루떡	50	
백미	30	3큰술	인절미	50	3개
현미	30	3큰술	마른 국수	30	
찹쌀	30	3큰술	삶은 국수	90	1/2공기
보리	30	3큰술	메밀국수	30	
미숫가루	30	3큰술	당면(마른 것)	30	
밀가루	30	3큰술	냉면(마른 것)	30	
율무	30	3큰술	도토리묵	200	1/2모
차수수	30	3큰술	메밀묵	200	
차조	30	3큰술	녹두묵	100	
팥	30	3큰술	감자	130	중 1개
녹말가루	30	3큰술	고구마	100	중 1/2개
머핀	35	중 1/2개	토란	130	1컵
모닝빵	35	중 1개	옥수수	50	1/2개
바게트빵	35	중 2쪽	밤	60	중 6개
식빵	35	1쪽	은행	60	
햄버거빵	35	1쪽	오트밀	30	1/3컵
크래커	20	5개	콘플레이크	30	3/4컵

곡류군 식품들의 1단위에 들어 있는 영양소는 탄수화물 23g, 단백질 2g이므로, 계산하면 전부 100칼로리가 된다.

탄수화물 23g×4칼로리/g = 92칼로리

단백질 2g×4칼로리/g = 8칼로리

과일군 1단위(50kcal)

식품	무게(g)	눈어림치	식품	무게(g)	눈어림치
단감	80	중 1/2개	수박	200	대 1쪽
연시	80	소 1개	앵두	120	
귤	100	중 1개	자두	80	대 1개
금귤	60	7개	참외	120	소 1/2개
오렌지	100	대 1/2개	키위	100	대 1개
자몽	150	중 1/2개	토마토	250	대 1개
대추(말린 것)	20	8개	방울토마토	250	중 20개
대추(생것)	60	8개	파인애플	100	
딸기	150	10개	파파야	100	
멜론(머스크)	120		포도	100	19개
바나나	60	중 1/2개	거봉	100	11개
배	100	중 1/2개	사과주스	100	1/2컵
복숭아(황도)	150	1/2개	오렌지주스	100	1/2컵
복숭아(천도)	200	소 2개	파인주스	100	1/2컵
살구	150		토마토주스	200	1컵
사과(후지)	100	중 1/3개			

어육류군(고지방) 1단위(100kcal)

식품	무게(g)	눈어림치	식품	무게(g)	눈어림치
고등어 통조림	50	1/3컵 잘게 부순 것	소혀(牛舌)	40	
꽁치 통조림	50	1/3컵 잘게 부순 것	유부	20	간 유부 5장
런천미트	40		참치통조림	40	1/3컵 잘게 부순 것
뱀장어	50		치즈	30	1.5장(8.5×8.5)㎠
소갈비	30	소 1토막 (4×3.5×3.5)㎤	소시지	40	1개 (지름 1.9×길이 13)㎤
소꼬리	40				

고지방 어육류군 식품들의 1단위에 들어 있는 영양소는 지방 8g, 단백질 8g 정도로 총 100칼로리이다.

어육류군(중등지방) 1단위(75kcal)

식품	무게(g)	눈어림치	식품	무게(g)	눈어림치
돼지고기(안심)	40	로스용 1장	햄(로스)	40	1쪽
쇠고기(등심, 안심)	40	2큰술	달걀	55	중 1개
소곱창	40	1/6모	메추리알	40	5개
검정콩	20	1컵	고등어, 꽁치	50	소 1토막
두부	80	1/2개	도루묵, 민어	50	소 1토막
순두부	200		삼치, 임연수어	50	소 1토막
연두부	150		장어	50	소 1토막
청어, 갈치	50	소 1토막	전갱이, 준치	50	소 1토막

중등지방 어육류군 1교환단위에는 지방 5g, 단백질 8g 정도가 함유되어 있다.

어육류군(저지방) 1단위(50kcal)

식품	무게(g)	눈어림치	식품	무게(g)	눈어림치
가자미	50	소 1토막	조갯살, 홍합	70	1/3컵
건오징어채	15	1/4컵	조기(참)	50	소 1토막
꽃게	50	소 1마리	참도미	50	소 1토막
광어	50	소 1토막	참치, 홍어	50	소 1토막
굴비	15	1/2컵	갈치	50	소 1토막
낙지	100	1/2컵	닭간	40	
닭고기 (껍질 제외)	40	소 1토막	개고기	40	
대구, 동태	50	소 1토막(3×3×6.5)㎤	육포	15	
돼지고기 (살코기)	40	로스용 1장 (12×10×0.3)㎤, 썰어서 3~4쪽	연어, 적어	50	소 1토막
물오징어	50	중 1토막 (7.5×8.5×0.7)㎤	명란젓	40	
뱅어포	15	1장	창난젓	40	
병어, 복어	15	1/2토막	북어	15	1/2토막
새우(중하)	50	3마리	쥐치포	15	
생굴	70	1/3컵	어묵(튀긴 것)	30	중 1장
소간	40	로스용 1장 (12×10×0.3)㎤	어묵(찐 것)	50	
쇠고기	40	로스용 1장 (12×10×0.3)㎤, 썰어서 3~4쪽	멍게	70	1/3컵
잔멸치	15	1/4컵	미더덕	100	3/4컵
조개(재첩)	50		문어	70	1/3컵
해삼	200	4/3컵	전복	70	소 2개

저지방 어육류군 1단위에는 지방 2g, 단백질 8g 정도가 함유되어 있다.

지방군 1단위(45kcal)

식품	무게(g)	눈어림치	식품	무게(g)	눈어림치
땅콩	10	1큰술	참깨	8	1큰술
땅콩버터	7		호두	8	대 1개
들기름, 미강유	5	1작은술	해바라기씨	8	1큰술
마가린	6	1.5작은술	피스타치오	8	10개
마요네즈	7	1.5작은술	아몬드	8	7개
버터	6	1.5작은술	라드, 쇼트닝	5	1.5작은술
베이컨	7	1조각	카놀라유	5	1작은술
콩기름	5	1작은술	유채기름	5	1작은술
잣, 참깨	8	1큰술	옥수수기름	5	1작은술
참기름	5	1작은술			

지방군 1교환단위에는 지방 5g 정도가 함유되어 있다.

우유군 1단위(125kcal)

식품	무게(g)	눈어림치	식품	무게(g)	눈어림치
두유(무가당)	200	1컵(1팩, 1병)	조제분유	25	5큰술
목장우유	200	1컵(1팩, 1병)	탈지분유	25	5큰술
무당연유	100	1/2컵	탈지분유	200	1컵
전지분유	25	5큰술			

우유군 1교환단위에는 탄수화물 11g, 지방 6g, 단백질 6g 정도가 함유되어 있다.

채소군 1단위(20kcal)

식품	무게(g)	눈어림치	식품	무게(g)	눈어림치
가지	70	(지름 3×길이 10)㎤	김	2	
깻잎	20	20장	물미역	70	
고구마순, 근대	70	익혀서 1/3컵	상추, 양상추	70	
고비(삶은 것)	70		셀러리	70	6cm 길이 6개
고사리(삶은 것	70	1/3컵	숙주, 쑥갓	70	익혀서 1/3컵
고춧잎(생것)	25	1/2컵	쑥, 아욱	50	
냉이	50		시금치	70	익혀서 1/3컵
단무지	70		채소주스	200	1컵
달래	70		양배추	70	익혀서 1/3컵
당근	70	(지름 4×길이 5)㎤	양파, 연근	50	
더덕	25	중 2개	열무, 오이	70	
도라지(생것)	50	1/2컵	우엉	25	
두릅	50		죽순, 취 (생것)	70	
마늘쫑	25		치커리	70	
머위	70		컬리플라워		
무, 미나리	70	익혀서 1/3컵	케일	70	
무말랭이	10	불려서 1/3컵	콩나물	70	익혀서 2/5컵
무청	50		풋고추	70	중 7~8개
느타리	70		풋마늘	50	
싸리버섯			피망	70	중개
표고버섯(생것)	50	대 3개	호박	70	(지름 6.5× 두께 2.5)㎤
양송이	70		단호박	40	
부추	70	익혀서 1/3컵	깍두기	50	
브로콜리	70		포기김치	70	

채소군 1교환단위에는 탄수화물 3g, 단백질 2g 정도 함유되어 있다.

외식 메뉴의 열량

열량(kcal)	외식 메뉴
100 정도*	설렁탕, 육개장(각 1인분)
200 정도*	감자찌개, 곰국, 매운탕, 순두부찌개, 청국장, 콩비지찌개(각 1인분)
300 정도	메밀국수, 식빵 4~6쪽(100g), 밥 1공기, 국수 2/3대접(270g), 컵라면 1개(65g)
400 정도	냄비우동, 주먹밥, 철판구이, 비빔냉면, 콩나물밥, 햄버거 1개(각 1인분)
500 정도	돈가스, 김밥 10개, 비빔밥(밥 200g), 잡탕밥(밥 200g), 라면 1개(120g), 샌드위치, 햄버거와 우유 또는 베지밀 1컵(200ml)
600 정도	자장밥(밥 300g), 카레라이스, 중국식 우동(1인분), 매운탕, 잡채밥(밥 200g 포함)
700 정도	피자파이, 자장면(각 1인분)
800 정도	오무라이스, 불고기정식, 볶음밥(각 1인분)
900 정도	스파게티, 오뎅정식(공깃밥 포함)

(*100kcal, 200kcal의 식품들은 공깃밥(1그릇, 300kcal)을 제외한 국물만의 열량이다.)

술과 음료의 열량

	칼로리	종류별
술	100kcal 해당 양	맥주 1컵, 위스키 1잔, 소주 1.5잔, 막걸리 4컵, 드라이진 1잔, 청주 1.5잔(소주잔으로), 포도주 2.3컵
음료	30~40	유자차 1잔, 커피 1잔(프림 2, 설탕 1술)
	70~80	사이다 1컵, 콜라 1컵
	200	식혜 1컵, 주스 1컵

간식 및 인스턴트식품들의 열량

	식품	눈어림치	무게(g)	열량(kcal)
어육류군	새우튀김	1개	20~30	70
	생선묵	1장	40	30~40
	핫도그	1개		200
	프랭크소시지	1개	30	85
곡류군 또는 과일군과 교환 가능한 식품	감자칩	1봉	108	540
	김밥	1개	40	50
	라면	1개	120	500
	도넛	1개	25	100
	비스킷	1개	7~8	25
	송편	1개	18~20	60
	아이스크림	1개	60	100
	에이스 크래커	1개	5	20
	요구르트	1개	65	80
	인절미	1개	15	30
	초콜릿	1개(15쪽)	30	150
	캐러멜	1개	60	20
	카스텔라	1개	100	317
	컵라면	1개	65	300
	프렌치토스트	1쪽	30	100
	흰떡(떡볶이용)	1개	15	30

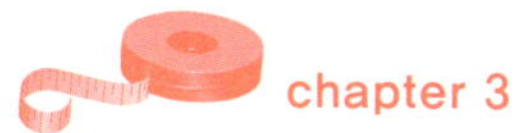

음식을 먹을 때
생각해야 할 몇 가지 사항

위는 딱딱한 것을 좋아한다

옛날 어느 수행자가 있었다. 오로지 깨달음을 얻기 위해 속세의 모든 것을 내던지고 오로지 정진하는 데에만 매달렸다. 먹는 것은 숲에 열린 과일이나 쌀가루로 쑨 죽이 다였고 그마저도 먹는 것을 잊기 일쑤였다.

위가 비어가자 정신은 점점 맑아지고 아무런 욕망도 없는 행복한 상태가 되었다. 그런데 체력은 말이 아니었다. 어느 날 꿈인지 생시인지 자욱한 안개가 걷히면서 누런 도포를 걸친 노인이 지팡이를 짚고 나타났다.

노인은 "사람이 태어나고 자라는 데는 아버지와 어머니는 물론이고 보이지 않는 수많은 생명들의 보살핌이 있소. 그런데 당신은 그들을 저버리고 있소. 당신이 고매한 정신을 추구하고 있는 동안 당신의 육체는 죽어가고 있기 때문이오”라고 꾸짖었다.

그 노인은 위(胃)의 신(神)이라고 했다. “나는 원래 딱딱한 음식을 좋아하고 딱딱한 음식이 들어오지 않으면 죽게 되어 있소. 그런데 당신은 매일 죽이나 먹으니 나를 죽이는 행위가 아니고 무엇이오. 당신 몸에 있는 사소한 것조차 아끼지 않으면서 어떻게 만물을 살피는 큰 도를 얻을 수가 있겠소!”라고 말하고는 사라졌다.

수행자는 그 말을 듣고 느끼는 바가 있어서 마을로 내려와 치료를 하고 훗날 훌륭한 스승으로 이름을 날렸다고 한다.

정말 그렇다. 우리 몸은 딱딱한 음식을 먹어야 건강하고 날씬해질 수 있다. 물렁물렁한 음식만 먹는 서양인들에 비해 딱딱하고 거친 음식을 먹는 우리나라 사람들은 얼마나 날씬한가.

딱딱한 음식은 꼭꼭 씹어야 삼킬 수 있으므로 천천히 먹을 수밖에 없다. 그러는 중에 일부는 소화가 되어 뇌의 포만감을 느끼는 중추를 자극하여 그만 먹으라는 신호를 보냄으로써 과식을 피하게 만들어준다.

통째로 골고루 먹어라

한약 가운데 땀을 나게 해서 열을 떨어뜨리는 약으로 마황이 있다. 마황 잎사귀가 그런 작용을 하는데, 반면 그 뿌리는 정반대로 땀을 멈추게 한다. 피가 부족할 때 처방하는 당귀도 마찬가지이다. 당귀의 몸통은 피를 보하는 작용이 있는데, 그 잔가지는 뭉쳐 있는 피를 흩뜨린다. 모든 것이 다 이런 식이다.

자연계의 모든 생물은 그 자체가 이미 소우주로 조화되어 있다. 우리가 먹는 모든 식품도 마찬가지로 우리 몸에 필요한 성분을 고루 갖추고 있다. 부위마다 성분들이 제각각임은 물론이다. 하지만 사람들이 맛있는 부위만 골라 먹는 탓에 이러한 식품 본래의 균형을 깨뜨리고 있는 것이다.

무엇이든 자연 그대로의 것을 통째로 먹는 것이 좋다. 곡식과 콩류, 씨앗과 열매를 골고루, 그리고 가급적 원상태에 가깝게 해서 먹도록 하자.

쌀이나 밀이라면 덜 정제된 것이 좋다. 현미기 좋고 검은 밀가루가 좋다는 말도 여기에서 비롯된 것이다. 껍질이 두꺼울수록 살을 덜 찌게 한다. 반대로 껍질이 얇은 음식은 살을 찌게 한다. 감자나 고구마, 당근은 많이 먹지 않는 것이 좋다.

통째로 먹어야 한다는 명제는 소금에도 적용된다. 소금 속에도 여러 가지 물질이 들어 있다. 소금 가마니를 쌓아놓으면 진한 국물이 흘러내리는데 이것이 간수이다. 두부를 만들 때 쓰이는 바로 이 간수가 염화마그네슘의 주성분이다.

새하얘진 정제염은 염화나트륨 말고는 마그네슘과 칼륨, 칼슘 같은 유익한 무기물들이 제거된 상태이기 때문에, 나트륨 본연의 생리작용을 보완하고 견제해줄 수 없다. 따라서 많이 섭취하면 고혈압 같은 부작용이 나타나는 것이다. 가장 좋은 방법은 굵은 천일염을 빻아서 먹는 것이다.

나물을 다시 식탁에 올리자

|

지방은 체내에서 분해될 때 같은 양의 탄수화물이나 단백질보다 두 배나 많은 에너지를 만들어낼 정도로 고효율 에너지원이다. 또 몸속의 지방은 탄수화물이 거의 다 소모될 때까지 가만히 있다가 마지막에야 에너지원으로 활약하는 특징이 있다. 지방질이 분해될 때는 산성 물질이 생겨나서 혈액이나 소변이 모두 산성화된다.

다이어트는 지방질을 중점적으로 분해하는 것이므로, 다이어트를 할 때는 몸이 산성화되어 여러 가지 질병이 생기기 쉽다. 이럴 때 채소를 먹어줘야 한다. 채소는 주로 알칼리성을 띠고 있으므로 산성화된 몸을 중화시키기 위해서도 꼭 필요하다.

고기는 영양가가 높고 소화가 잘 되어 뱃속에 들어가면 재빨리 영양분을 남김없이 흡수시키고 밖으로 내보내는 성분이 별로 없다. 밖으로 나가는 것이 없다는 것은 곧 변비를 뜻한다.

현미를 소화하는 데 4~5시간 정도가 걸리고, 일반 쌀이 그보다 약간 적은 4시간, 고기는 익히지 않은 것이 1시간 반, 잘 요리한 것이 2~2시간 반 정도가 걸린다. 소화하기 어려운 음식은 긴 시간 동안 장이 움직여야 하지만, 고기 같은 것은 위나 장이 자극받지 않기 때문에 변비를 부른다.

섬유질이 들어오면 위는 어느 정도 시간을 들여 저항하지만 자기의 능력으로 힘들다고 판단되면 십이지장으로 넘겨버리고, 십이지장도 섬유질이라고 판단되면 장으로 밀어낸다. 그래서 섬유질을 많이 섭취하면 변비가 걸리지 않는다. 이러한 섬유질의 보급원이 바로 채소이다.

한국 사람은 전통적으로 농경민족의 체질적 소인을 지니고 있으므로 아무래도 밥 위주의 식생활을 유지하게 된다. 이때는 섬유질을 많이 섭취해야 한다. 무청, 고사리, 도라지, 취나물같이 서걱거리며 좀 거칠게 씹히는 것이 좋다.

고상한 샐러드보다는 이런 나물들이 다이어트에 훨씬 도움이 된다. 그리고 섬유질을 많이 섭취하기 위해서는 채소를 가열해서 먹는 것이 좋다. 날것으로 먹는 것은 비타민을 섭취하기 위해서인데, 섬유질을 많이 먹으려면 가열해서 수분을 제거하는 편이 낫다. 이것이 우리가 예부터 즐겨 먹던 나물이다. 대보름날의 음식들은 그야말로 환상적인 다이어트식이라 할 수 있다.

한국 음식이 건강식

쌀 중심의 먹이와 밀가루 중심의 먹이를 생후 3~4주 된 흰쥐한테 약 4주

동안 먹여보았다. 그 결과 쌀이 밀가루에 비해 몸무게를 19.5g이나 더 줄일 수 있다는 것을 알아냈다. 핏속의 콜레스테롤도 쌀을 먹은 쥐는 10ml의 혈청 중 98.3mg이었으나, 밀가루를 먹은 쥐는 103.2mg으로 나타났다. 콜레스테롤은 성인병 발병의 중요한 요인이다.

성인병은 쌀이 주식인 우리나라보다 밀가루가 주식인 서양에서 흔히 나타난다. 물론 지금은 우리의 식탁도 많이 서구화돼서 성인병이 흔해졌지만 말이다.

한민족은 예부터 육식이나 정제된 음식보다는 채식과 거친 음식물을 위주로 식생활을 해왔다. 그 덕분에 일반적으로 보기 좋을 정도의 몸매를 유지할 수 있었다. 전통적인 명절상도 나물이 풍부했다. 비빔밥이 빠지지 않았던 걸 생각해보라.

32세의 미세스 르광은 프랑스 대사관에서 근무하는 백인 여성이다. 고속철 사업에 관계하는 남편을 따라 5년 전에 한국에 왔는데, 맞벌이를 하는 탓에 늘 바쁜 생활을 해오고 있었다.

미세스 르광은 키가 176cm에 몸무게가 89kg으로 체격이 매우 컸다. 하지만 자궁에 지름 8cm 정도가 되는 자궁근종이 있어서 아기를 갖지 못하고 있었으며, 매년 한 번씩 프랑스로 가서 자궁근종의 예후를 관찰하고 있는 중이었다.

성격이 좋고 붙임성이 있는 미세스 르광은 태음인 체질로, 수년 동안 좋다는 다이어트는 거의 다 해오고 있었지만, 과중한 업무 때문인지 그다지 효과가 없었다.

그리고 항상 몸이 붓고 피로했는데, 맥이 정상인의 반 정도에 불과했기 때문이다. 가끔씩 술을 마시는 날에는 체중이 3~4kg씩 변화가 나타나기도 했다.

외국인이라 한약을 못 먹을 것 같다고 계속 망설이기에 충분히 설명을 해주고 나서 태음인에게 좋은 청폐사간탕을 처방해주었다. 더불어 귀와 배에 일주일에 두 번씩 침 치료를 했더니 3개월 사이에 15kg이 빠졌다.

조금만 피곤해도 몸이 붓던 현상도 감쪽같이 사라졌다. 미세스 르광은 치료받는 동안 주로 한국 음식을 먹었는데, 그 때문인지 몸이 더욱 개운하다고 했다.

그러던 중 1998년 10월 말경에 허리가 아파서 강남에 있는 한 의료원에 가서 검사를 받았는데, 놀랍게도 자궁근종이 아니라 암이라는 진단을 받았다. 미세스 르광은 서둘러 프랑스로 가서 원래 다니던 병원을 찾았다. 하지만 담당 의사가 재진해보고는 괜찮다고 해서 다시 한국으로 돌아왔다.

1999년 2월 말에 다시 필자를 찾았을 때는 체중은 물론이고 맥 상태도 예전으로 되돌아간 상태였다. 그 이유를 물었더니, 프랑스로 돌아가자마자 프랑스식 음식을 먹고는 금방 그렇게 되었다며 이제부터는 열심히 한식만 먹겠다고 했다.

그 뒤 다시 같은 방법으로 치료를 했고, 20kg 정도가 빠진 상태에서 잘 유지하고 있다. 체중이 줄면서 자궁근종의 크기도 조금 줄었다고 하니 다행이었다.

그녀는 항상 바지만 입고 다니다가 몸매에 자신이 생기면서 치마를 입기 시작했는데, 사람들의 시선이 그리 나쁘지 않았다고 했다. 여름휴가 때는 인도양 남쪽에 위치한 몰디브에 가서 하루 종일 수영복을 입고 해안에 머무르면서 좋은 시간을 보냈단다.

르광 씨 부부는 다시 다른 나라로 발령이 나서 곧 한국을 떠나게 되었는데, 그 전에 고맙다는 표시로 음식을 대접하고 싶다고 했다. 그들이 안내한 곳은 어느 한정식 집으로, 나물 반찬이 가득한 전통 한식으로 식탁을 차리는 집이었다.

비만과 같은 성인병 예방에는 한국 음식이 최고라는 것을 이방인도 느꼈던 모양이다.

혈당량을 낮추는 음식을 먹어라

우리 몸은 핏속에 있는 포도당 수치가 낮아져야 지방을 소비하기 시작한다고 앞에서 여러 차례 말한 바 있다. 그러므로 혈당량을 높이는 음식은 다이어트에 해롭다.

맥아당이나 맥주, 설탕, 꿀, 과자, 흰쌀, 흰 밀가루, 옥수수, 당근, 감자는 모두 혈당치를 높이므로 다이어트를 하는 사람이라면 반드시 피해야 할 식품이다.

감자는 다이어트에 좋다고 알려져 있으나, 요리하는 방식이 주로 기름에 튀기는 식이므로 결과적으로 적당하지 못하다. 감자 요리를 좋아하는 사람 치고 살이 빠지는 경우는 드물다. 더구나 감자는 껍질이 얇은 식품에 속한다.

다이어트에 좋은 식품은 현미, 오트밀, 잡곡, 콩류, 과일, 버섯과 모든 푸른 채소 등이다.

헝가리 국민이 동유럽에서 가장 뚱뚱해진 이유

동유럽에 위치한 헝가리는 부강했던 적이 없고, 늘 서유럽에 치여서 살아왔다. 공산화된 헝가리 정부가 가장 먼저 착수한 일은 소시지 같은 육류 보급에 힘쓴 것이다. 정부 보조금까지 지급해가면서 육식 위주의 식생활을 유도했다. 국민들에게 정부의 역량을 보여주고 싶었기 때문이다.

집단농장을 통해 육류가 대량으로 공급되자 가격이 떨어지면서 누구나 육류를 쉽게 즐길 수 있게 되었다. 이런 덕택에 국민들 체격은 많이 좋아졌다. 그러나 불과 한 세대가 지나자 고지혈증으로 인해 여러 가지 질병이 만연해지기 시작했다. 심장병과 동맥경화증은 동유럽 국가들 가운데 헝가리 사람들이 가장 많았고, 뚱뚱한 사람도 크게 늘어났다.

다행히 헝가리가 민주화되고 나서 뜻있는 사람들이 채식 위주의 식단으로 돌아가자고 외치고는 있는데, 이미 국민들의 입맛이 육식에 길들어져 있어서 결코 쉽지만은 않은 실정이다.

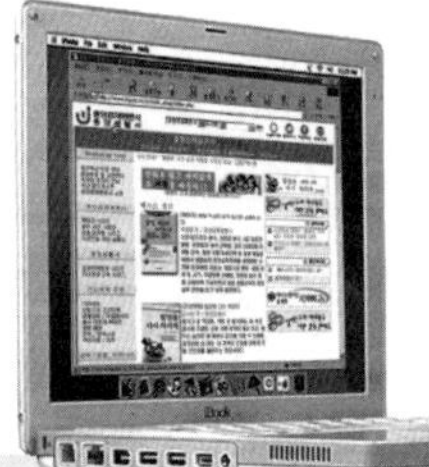

중 앙 생 활 사
중앙경제평론사

Joongang Life Publishing Co./Joongang Economy Publishing Co.

중앙생활사는 건강한 생활, 행복한 삶을 일군다는 신념 아래 설립된 건강 · 실용서 전문 출판사로서
치열한 생존경쟁에 심신이 지친 현대인에게 건강과 생활의 지혜를 주는 책을 발간하고 있습니다.

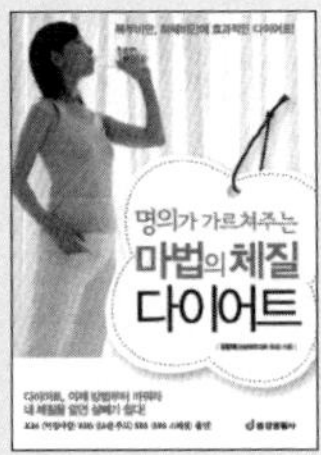

명의가 가르쳐주는 마법의 체질 다이어트

초판 1쇄 발행 | 2013년 6월 22일
초판 2쇄 발행 | 2013년 6월 28일

지은이 | 김달래(Dalrae Kim)
펴낸이 | 최점옥(Jeomog Choi)
펴낸곳 | 중앙생활사(Joongang Life Publishing Co.)

대   표 | 김용주
책임편집 | 손소전
본문디자인 | 김은정

출력 | 영신사 종이 | 한솔PNS 인쇄 · 제본 | 영신사

잘못된 책은 바꾸어 드립니다.
가격은 표지 뒷면에 있습니다.

ISBN 978-89-6141-111-0(13510)

등록 | 1999년 1월 16일 제2-2730호
주소 | ㉾100-826 서울시 중구 다산로20길 5(신당4동 340-128) 중앙빌딩 4층
전화 | (02)2253-4463(代) 팩스 | (02)2253-7988
홈페이지 | www.japub.co.kr 이메일 | japub@naver.com | japub21@empas.com
♣ 중앙생활사는 중앙경제평론사 · 중앙에듀북스와 자매회사입니다.

▶ 홈페이지에서 구입하시면 많은 혜택이 있습니다.

중앙 북샵 **www.japub.co.kr** 전화주문 : 02) 2253-4463

※ 이 도서의 국립중앙도서관 출판시도서목록(CIP)은 e-CIP 홈페이지(www.nl.go.kr/cip.php)에서
이용하실 수 있습니다.(CIP제어번호: CIP2013006942)